DEUXIÈME ÉDITION

TRAITÉ
DES MALADIES
DES VOIES URINAIRES

Canal de l'Urèthre, Prostate, Vessie

TRAITEMENT ÉLECTRIQUE & GUÉRISON

PAR LE

Docteur BAZÉNERIE

de la Faculté de Médecine de Paris
Professeur libre de Clinique des Voies urinaires
Rédacteur en chef de la *Revue d'Electrolyse chirurgicale*
Ancien Président et Lauréat de l'Alliance médicale de France
Membre de la Société de Thérapeutique expérimentale de France et de plusieurs autres
Sociétés savantes

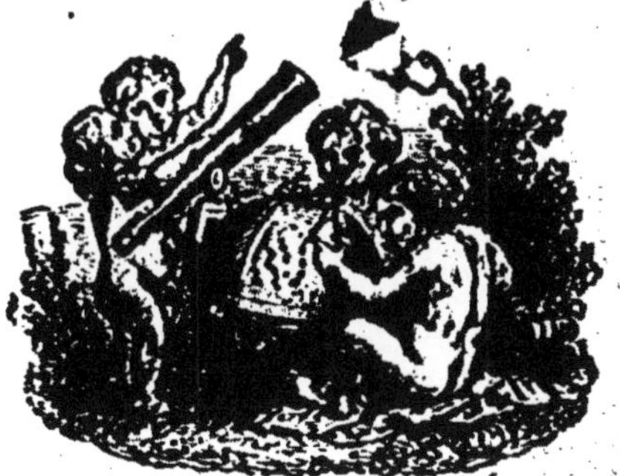

PARIS

SOCIÉTÉ D'ÉDITION
4, RUE ANT
PLACE DE L'ÉC

Tous d

TRAITÉ
DES MALADÍES
DES VOIES URINAIRES
Canal de l'Uréthre, Prostate, Vessie

TRAITEMENT ÉLECTRIQUE & GUÉRISON

DEUXIÈME ÉDITION

TRAITÉ
DES MALADIES
DES VOIES URINAIRES

Canal de l'Urèthre, Prostate, Vessie

TRAITEMENT ÉLECTRIQUE & GUÉRISON

PAR LE

Docteur BAZÉNERIE

à la Faculté de Médecine de Paris
Professeur libre de Clinique des Voies urinaires
Rédacteur en chef de la *Revue d'Électrolyse chirurgicale*
Ancien Président et Lauréat de l'Alliance médicale de France
Membre de la Société de Thérapeutique expérimentale de France et de plusieurs autres
Sociétés savantes

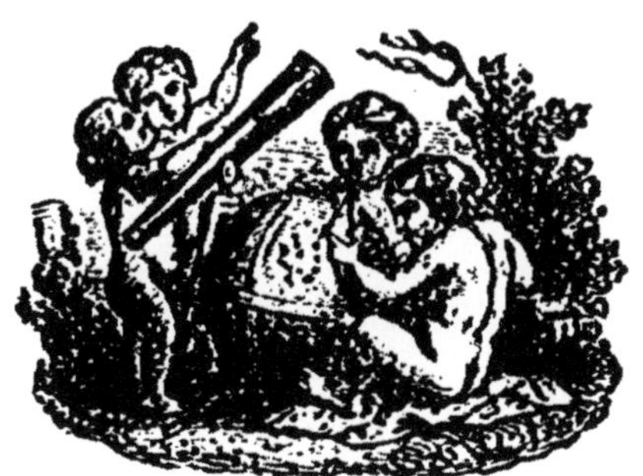

PARIS

SOCIÉTÉ D'ÉDITIONS SCIENTIFIQUES

4, RUE ANTOINE-DUBOIS, 4

PLACE DE L'ÉCOLE-DE-MÉDECINE

PRÉAMBULE

J'ai écrit ce traité à l'usage des médecins, des pharmaciens et des gens du monde. Il ne faut pas croire qu'il soit toujours très commode de mettre la médecine et la chirurgie à la portée de toutes les intelligences. Je me suis heurté bien souvent à des expressions techniques qu'il est bien malaisé d'éviter. Comment, par exemple, décrire le canal de l'urèthre sans employer des termes anatomiques ? Comment parler de l'électricité sans se servir d'un langage avec lequel on est peu familiarisé ? Enfin, j'ai fait pour le mieux, et j'espère être compris des intéressés qui voudront bien me lire avec attention. Je n'ai eu en vue dans ce travail que l'étude et la guérison par l'électricité des rétrécissements du canal de l'urèthre, de l'hypertrophie de la prostate et de certaines maladies de la vessie.

J'ai la conviction d'avoir ainsi élargi les limites de la vraie chirurgie conservatrice, car ma méthode n'expose jamais la vie des malades. Je n'ai fait que mettre en pratique les grands principes de chirurgie conservatrice puisés aux leçons de mon ancien maître, le professeur Verneuil, un des chirurgiens les plus éminents de notre époque. Une étude approfondie des phénomènes électriques m'a permis de les appliquer à la chirurgie des voies urinaires et d'atteindre ainsi le but que je m'étais imposé : Guérir sans danger, sans douleur et sans effusion de sang.

Docteur BAZÉNERIE.

NOTE SUR LA DEUXIÈME ÉDITION

LE succès obtenu par mon traité des maladies des voies urinaires a été, je puis le dire, considérable. Plus de cent mille exemplaires ont été écoulés en moins de trois ans. Je ne crois pas qu'il existe, en France tout au moins, un livre de médecine ou de chirurgie ayant atteint un tirage aussi élevé. Malgré l'opposition systématique des officiels, mon traité a été lu un peu partout, et par tout le monde, aussi bien par les médecins de tous les pays, que par les malades. L'homme intelligent qui se tient au courant des grands événements scientifiques y a puisé les connaissances qu'il n'avait pas sur l'action du fluide électrique dans les maladies des voies urinaires, et les malades y ont trouvé l'espoir d'abord, et la guérison ensuite. — Tel qu'il paraît aujourd'hui, mon traité a été sur plusieurs points entièrement remanié et considérablement augmenté. Les soins que j'ai donnés à plus de deux mille malades par an ont sensiblement accru mon expérience déjà vieille, et j'ai pu ainsi très notablement perfectionner ma méthode au point de vue instrumental et pratique. Dans l'état actuel de la science, il me sera bien difficile maintenant de lui apporter des modifications bien importantes. Ce sera l'œuvre des générations futures. Quant à moi, je me trouve suffisamment récompensé par les guérisons que j'obtiens tous les jours, et par la satisfaction du devoir accompli. N'ai-je pas vaincu, par une lutte acharnée et un labeur incessant, la résistance des grands pontifes de la chirurgie qui ont dû, à regret et contrairement à leurs intérêts, s'incliner devant les faits et devant la vérité qui finit toujours par triompher. Contrairement aux grandes découvertes françaises qui ont dû aller chercher leur sanction à l'étranger, les miennes se sont développées en France et ont pu de là rayonner sur l'Univers entier pour le plus grand bien de l'humanité.

APPRÉCIATION DE MA MÉTHODE

DE

Traitement des Maladies des Voies Urinaires

PAR L'ÉLECTRICITÉ

Bien que conçue en termes un peu trop élogieux pour moi, j'ai cru utile de publier la lettre suivante écrite à un de ses clients par mon savant confrère le Docteur Lavoye, de Paris, parce qu'elle représente, sous son vrai jour, ma méthode de traitement des maladies des voies urinaires :

MONSIEUR,

Vous me demandez, dans votre honorée de ce jour, à quel médecin spécialiste de Paris vous devez vous adresser pour vous faire soigner les voies urinaires, dont vous souffrez. Je vais vous donner mon avis en toute sincérité. Il existe à Paris deux groupes d'hommes de valeur faisant école dans cette question : « Du traitement des maladies des voies urinaires. »

D'un côté, le docteur Guyon, professeur à la Faculté, et ses élèves représentent la *vieille chirurgie classique*. — C'est l'*École chirurgicale*. Tous ces médecins, très remarquables du reste, ne pratiquent, quand elles sont jugées nécessaires, que des opérations sanglantes. Ainsi les rétrécissements de l'urèthre sont opérés par l'uréthrotomie à lame tranchante ; la prostatite chronique par le bistouri ; les douleurs vésicales intolérables par l'opération de Poncet, qui consiste à ouvrir le ventre e' la vessie au moyen d'instruments tranchants, etc., etc.

D'un autre côté, l'École électrolytique, la jeune école, si grande déjà par ses succès, représentée par le docteur Bazénerie, professeur libre de clinique des voies urinaires, et ses nombreux adeptes. La doctrine de cette école est d'éviter les opérations sanglantes. La vieille chirurgie est reléguée en seconde place. S'agit-il d'un rétrécissement de l'urèthre, c'est l'Électrolyse qui guérit ; d'une hypertrophie de la prostate ou prostatite chronique, c'est la galvanisation qui guérit ; de douleurs de vessie très intenses, intolérables, c'est le bain cupro-galvanique qui guérit ; d'incontinence nocturne, c'est la faradisation qui guérit, etc., etc.

L'Électricité est employée sous toutes ses formes, donc pas d'instruments tranchants, et les résultats sont merveilleux. J'ai vu moi-même des malades qui avaient tout tenté, tout essayé, guérir rapidement par l'Electrothérapie. Entre ces deux écoles, je n'hésite pas à choisir l'*Ecole électrolytique* qui représente la vraie chirurgie conservatrice, celle qui n'expose pas les malades et est pratiquée sans douleurs et sans effusion de sang, contrairement à celle de l'*Ecole chirurgicale* avec toutes ses souffrances et ses dangers.

Recevez, Monsieur, l'expression de mes sentiments dévoués.

Docteur LAVOYE,
de la Faculté de Paris.

DE LA DIFFICULTÉ D'URINER

(Rétention et incontinence)

A difficulté d'uriner chez l'homme est le symptôme précurseur de la rétention d'urine.

La rétention peut être complète ou incomplète. Dans la rétention complète, la miction, autrement dit l'émission de l'urine, est tout à fait impossible ; et le malade, ainsi prévenu de la gravité de son état, sait à quoi s'en tenir.

Dans la rétention incomplète, la vessie ne se vide qu'incomplètement, en se débarrassant de son trop plein, et le séjour prolongé de l'urine dans le bas fond de cet organe est, sans que le malade s'en doute, car il croit uriner à peu près convenablement, la première étape de l'incontinence d'urine par *distension vésicale et de l'empoisonnement urineux.*

Les causes susceptibles de produire la rétention ou l'incontinence sont multiples et complexes.

Les unes, telles que les rétentions et l'incontinence provenant des maladies du système nerveux (moelle et cerveau) ou des maladies des reins, sont du domaine de la médecine et peuvent être traitées par tous les médecins.

Les autres, telles que les rétrécissements du canal de l'urèthre, l'hypertrophie de la prostate, et certaines maladies de la vessie, relèvent uniquement de la chirurgie et ne peuvent être fructueusement traitées que par un docteur spécialiste, rompu de longue date à la pratique chirurgicale électrolytique de ces affections.

APPAREIL URINAIRE DE L'HOMME

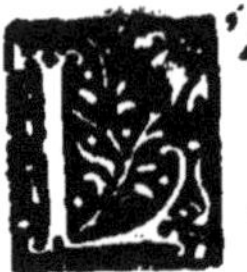

L'APPAREIL urinaire de l'homme se compose : 1º des *reins*, organes sécréteurs qui président à l'élaboration de l'urine à la manière d'un filtre ; 2º des *uretères*, canaux vecteurs qui conduisent l'urine dans la vessie ; 3º de la *vessie*, réservoir musculo-membraneux, dans lequel s'accumule l'urine jusqu'au moment où les contractions vésicales l'expulsent au-dehors ; 4º de l'*urèthre*, canal excréteur, dont les fonctions consistent à conduire l'urine de la vessie à l'extérieur, et dont je crois utile de donner la description ici.

Canal de l'Urèthre

Le canal de l'urèthre est un conduit qui s'étend de la vessie à l'extrémité libre du pénis. Au cours de son trajet, il décrit deux courbes : 1º une courbe postérieure, *permanente*, à concavité antérieure dirigée vers la vessie ; c'est l'*urèthre fixe* ou *postérieur* ; 2º une courbe antérieure *mobile*, à concavité dirigée en bas, dans le pénis, c'est l'*urèthre antérieur*. Ces deux courbes réunies en sens inverse donnent au canal la forme d'un *S* italique. Lorsque le pénis est relevé, la courbe mobile disparaît, de telle sorte que l'urèthre, ne décrivant plus que la courbe permanente postérieure, se laisse facilement parcourir par la sonde destinée à évacuer la vessie.

D'après ses rapports, on divise l'urèthre en région prostatique, région membraneuse, région spongieuse. Les deux premières font partie de l'urèthre postérieur ; quant à la région spongieuse, elle occupe l'urèthre antérieur tout entier.

Région prostatique. — A sa sortie de la vessie, l'urèthre s'engage dans la prostate qu'il traverse dans toute sa hauteur, non dans son milieu, mais très près de sa face antérieure. Souvent même cette glande forme en avant une simple gouttière qui reçoit l'urèthre. Dans l'hypertrophie de la prostate, cette gouttière est quelquefois si rétrécie qu'il semble, lorsqu'on pratique le cathétérisme, que la sonde chemine entre deux pans de murs très serrés dont la compression exige, pour pénétrer dans la vessie, une poussée assez forte sur l'outil. Il peut même arriver que cette pénétration soit impossible et que la ponction de la vessie s'impose. L'orifice vésical de l'urèthre, de forme très variable, est toujours maintenu fermé par un muscle disposé en anneau appelé *sphincter vésical*. La longueur de la région prostatique est de 25 à 30 millimètres. Dans l'hypertrophie de la prostate elle peut atteindre de 4 à 8 centimètres.

Région membraneuse. — Cette région, longue de 15 millimètres, fait suite à la précédente. Elle traverse obliquement l'aponévrose périnéale moyenne, ou ligament de Carcassonne, qui la divise en deux parties. L'une longue de 1 centimètre, se trouve entre la prostate et l'aponévrose et est contenue dans la loge prostatique ; l'autre, très courte, située en avant de l'aponévrose, est presque entièrement recouverte par le bulbe.

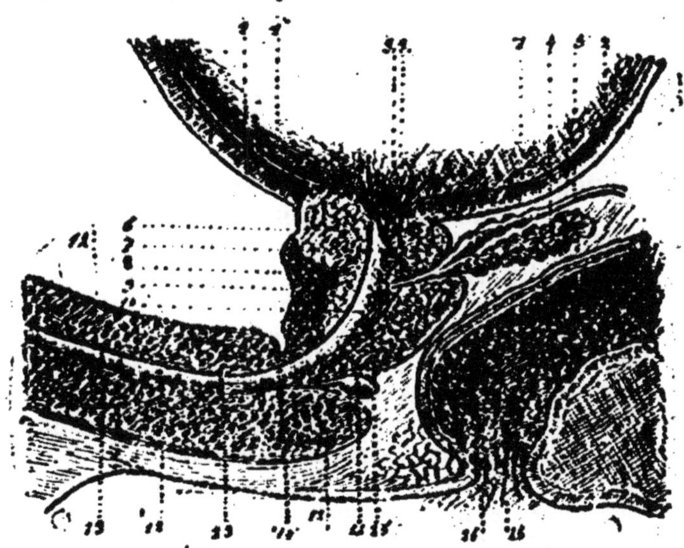

Figure 2, dessinée par l'auteur

LÉGENDE. — 1, 1. Vessie. — 2, 2. Parois de ce réservoir. — 3, 3. Fibres longitudinales antérieures de la tunique musculaire. — 4. Vésicule séminale. — 5. Canal déférent. — 6. Coupe antérieure du sphincter vésical et du lobe moyen de la prostate. — 7. Coupe postérieure du sphincter et du lobe moyen de la prostate. — 8. Conduit éjaculateur s'ouvrant au sommet du verumontamum. — 9. Coupe de la partie antéro-inférieure de la prostate. — 10. Coupe de la partie postéro-inférieure de la prostate. — 11. Glande de Cowper. — 12, 12, 12. Corps caverneux. — 13, 13. Région spongieuse de l'urèthre. — 14. Région membraneuse. — 15. Région prostatique. — 16, 16. Anus et rectum.

Région spongieuse. — Longue de 14 à 17 centimètres, selon les dimensions du pénis, cette région comprend l'urèthre mobile ou antérieur tout entier. Elle chemine dans la gouttière, formée en s'adossant l'un à l'autre comme les canons d'un fusil de chasse, par les deux *corps caverneux* ou *érectiles*, qui se terminent par deux renflements, l'un antérieur, le *gland*, l'autre postérieur, le *bulbe*. — Le gland présente à son extrémité libre une fente verticale de 6 à 8 millimètres de diamètre qui porte le nom de *méat urinaire*. Un méat d'un diamètre inférieur est considéré comme étroit, et *cette étroitesse peut être la cause de rétrécissements de l'urèthre* et même de certaines maladies de la vessie. En arrière du méat existe une dilatation fusiforme, c'est la *fosse naviculaire*. — A la suite du bulbe, le canal se dilate et forme le *cul-de-sac* du *bulbe*; puis vient immédiatement après le commencement de la région membraneuse, désigné sous le nom de *collet du bulbe*.

Structure de l'urèthre. — L'urèthre est constitué de dedans en dehors par une muqueuse recouverte d'un épiderme, nommé *épithélium*, et des tissus sous-muqueux. La muqueuse de l'urèthre fait suite à celle de la vessie et revêt le canal dans toute son étendue. Sa coloration blanc rosé à l'état normal, se colore en rouge vif sous l'influence de la plus petite inflammation. Sa consistance, relativement faible, acquiert, par son adhérence intime au tissu cellulaire sous-muqueux, une résistance assez grande aux tractions du pénis et à la dilatation. Ce tissu cellulaire sous-muqueux contient dans son épaisseur un très grand nombre de cavités veineuses, réunies entre elles sous forme de plexus; des fibres élastiques rares dans l'urèthre postérieur, mais très abondantes dans l'urèthre antérieur où elles forment *le corps spongieux*, élément essentiel de l'organe copulateur; et enfin, dans la région membraneuse, des fibres musculaires lisses et longitudinales et des fibres striées circulaires qui constituent un véritable *sphincter uréthral*, dont les *spasmes* fréquents ne permettent pas l'introduction de la plus petite sonde, mais que l'on évitera de prendre pour un rétrécissement, en se rappelant que le *spasme* n'est que temporaire et d'une durée relativement courte. Les artères, les veines, les nerfs et les lymphatiques de l'urèthre proviennent des sources les plus diverses; leur description n'offrirait du reste que peu d'intérêt.

Aspect intérieur de la muqueuse de l'urèthre. — Outre les papilles dont est parsemée la muqueuse uréthrale, on y voit deux saillies, la *valcule* de *Guérin* et le *verumontanum*, et un très grand nombre d'ouvertures qui sont : les *lacunes* de *Morgagni*, l'*utricule prostatique*, les *canaux éjaculateurs*, les *orifices* de la *prostate*, des *glandes* de *Littre* et de *Cowper*.

La *valcule* de *Guérin* est un repli de la muqueuse placé à la paroi supérieure de la fosse naviculaire, à 1 cent. 1/2, 2 centimètres au-delà du méat, qui peut arrêter la sonde dans le cathétérisme. Cet obstacle sera facilement évité en appliquant l'extrémité de la sonde contre la paroi inférieure du canal.

Le *verumontanum* est une crête de 1 millimètre d'épaisseur, de 2 millimètres de hauteur et de 10 millimètres de longueur, placée dans le sens du canal au-dessus de la prostate. Le sommet est occupé par l'orifice de l'*utricule prostatique*. C'est de chaque côté de cet orifice que débouchent les canaux éjaculateurs. A la base du verumontanum, on voit de chaque côté 6 à 8 petites ouvertures symétriques, rangées en ligne, par lesquelles la prostate déverse dans l'urèthre le liquide prostatique, dont l'abondance exagérée constitue un état morbide, la *prostatorrhée*.

La muqueuse des régions spongieuse et membraneuse montre de nombreux pertuis qui conduisent dans des cavités, *lacunes* de *Morgagni*, terminées en cul-de-sac et qui ne seraient que les orifices des canaux des *glandes* en grappe de *Littre*.

Les *glandes* de *Cowper* ou de *Méry* sont deux petites glandes en grappe, symétriques, de la grosseur d'un pois, situées dans l'épaisseur du ligament de Carcassonne, entre le bulbe et la partie membraneuse. Elles s'ouvrent sur la paroi inférieure de l'urèthre, vis-à-vis l'une de l'autre. Leur sécrétion est un liquide limpide, clair, très alcalin. Leur inflammation, nommée *cowpérite*, est la plupart du temps très grave.

Calibre et dimension de l'Urèthre. — L'urèthre, en dehors de la miction, est une cavité virtuelle, c'est-à-dire dont les parois sont partout appliquées à elles-mêmes et que les sécrétions, plus ou moins abondantes, de la muqueuse empêchent d'adhérer entre elles. Quand la vessie se contracte, l'urine chassée au dehors dilate le canal et lui donne son calibre physiologique. Si le débit vient à diminuer, c'est que l'urèthre est obstrué, ou que la vessie a perdu de sa force de contractilité. — Le diamètre de l'urèthre est *variable* selon les *sujets*. D'après Otis, de New-York, il peut *souvent* admettre une sonde de 18 à 20 millimètres. « Mais dans la pratique, il est prudent de s'en « tenir à des chiffres moins élevés. Aller au-delà, c'est « exposer le malade à des déchirures du canal et à toutes « les conséquences qui peuvent en découler. » (Testut.) La longueur du canal varie aussi beaucoup. Elle oscille entre 17 et 22 centimètres, selon la dimension du pénis. Elle peut atteindre 30 à 32 centimètres dans l'hypertrophie de la prostate. J'ai même soigné, il y a quelques mois, un prostatique dont le canal mesurait 31 centimètres.

RÉTRÉCISSEMENTS DU CANAL DE L'URÈTHRE

ET ÉCOULEMENTS ANCIENS

Traitement par l'Electrolyse linéaire

ISTORIQUE. — Les rétrécissements de l'urèthre sont d'une extrême fréquence. Ils peuvent avoir pour cause une *déchirure* accidentelle de la muqueuse du canal, un *faux pas* du coït, un *chancre syphilitique*, et même l'*onanisme;* mais le plus souvent ils sont produits par la *blennorrhagie*, dont ils sont la conséquence presque forcée. En effet, sous l'influence de l'inflammation blennorrhagique, le *pus*, après avoir détruit certaines parties de la couche épithéliale de la muqueuse, s'attaque à la muqueuse elle-même, puis au tissu cellulaire sous-muqueux, les modifie peu à peu, et les transforme en tissu morbide, scléreux. Circonscrite d'abord, cette lésion s'étend bientôt, et envahit au point le plus enflammé toute la circonférence du canal dans une longueur variable, constituant ainsi un anneau de tissu scléreux, dont le diamètre ira toujours en diminuant.

Élastique au début, cet anneau scléreux, en vieillissant, perd son élasticité et devient de plus en plus dur, fibreux même. En avant du rétrécissement, l'urèthre diminue de calibre; en arrière, au contraire il se dilate et forme comme un sac, ou pour mieux dire une poche où l'urine s'arrête.

Bien souvent il survient dans cette poche enflammée et irritée, soit une sécrétion muco-purulente, soit purulente, dont la sortie se fait à tout instant ou seulement le matin au réveil, constituant ainsi la *blennorrhée* (goutte militaire). Dans cette sécrétion on trouve presque toujours le microbe affaibli de la blennorrhagie, le *gonocoque*, qui, sous l'influence du plus petit écart de régime, du plus petit excès, se ranime et ramène la période aiguë de la maladie, faisant ainsi croire à une nouvelle contagion.

Il résulte de ces faits, contrairement à ce que l'on croyait autrefois, que la *goutte militaire*, même la plus légère, est contagieuse, et que l'on ne doit pas se marier avant d'être guéri. On sait aujourd'hui d'une façon irréfutable que la plupart des métrites, des salpingites, des ovarites, etc., etc., dont sont atteintes les femmes, sont le résultat de cette contagion.

Certains auteurs, et c'est aussi mon avis, ne craignent pas d'affirmer que la goutte militaire ne peut exister que dans un urèthre atteint d'un ou plusieurs rétrécissements. De là l'impuissance absolue de toutes les médications employées jusqu'à ce jour, et l'obligation rigoureuse d'avoir recours à la destruction du rétrécissement pour la guérir. Il est bien rare, en effet, que la goutte militaire dure plus de dix à quinze jours après la guérison du rétrécissement. Tous les jours il m'est donné d'observer ces faits.

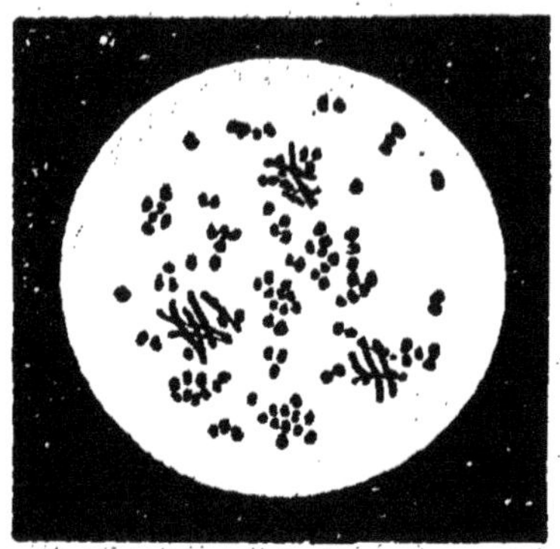

Figure 3, dessinée par l'auteur

LÉGENDE. — Préparation microscopique du gonocoque, microbe de la blennorrhagie

La nature des rétrécissements est très variable. Les uns sont *tendres*, et saignent au plus petit attouchement; d'autres sont *durs, demi-durs*, ou très *durs, cornés*.

Leur dimension varie beaucoup aussi. Il y a des *rétrécissements étroits*, laissant à peine passer un fil; d'autres ont 2, 3, 4, 5 millimètres de diamètre, ce sont les *moyens*; certains autres enfin, dits *rétrécissements larges*, peuvent

avoir plus de 7 millimètres de diamètre. « On sait depuis
« quelques années, à la suite des recherches de M. Otis,
« de New-York, et malgré la vive opposition du Dr Guyon
« et de ses élèves, que tout le monde admet l'existence de
« rétrécissements de l'urèthre, connus sous le nom de *ré-*
« *trécissements larges*..... Leur diagnostic même est
« assez délicat, puisque l'on doit considérer comme ré-
« trécis *certains canaux* qui permettent cependant le pas-
« sage à un explorateur n° 20, sans trahir *l'irrégularité*
« *du calibre.* » (*Opinion Médicale*, numéro du 5 janvier
dernier.)

Voici encore ce que dit, sur cette question, mon savant
confrère le docteur Emile Forgue, dans le grand traité de
chirurgie des professeurs Simon Duplay et Reclus, tome
VII, page 961 : « Ce n'est pas seulement le rétréci à sté-
« nose très étroite (*rétrécissements étroits*), dont la
« vessie force sur l'obstacle passagèrement augmenté par
« un spasme ou une tuméfaction congestive, qui est me-
« nacé de l'infiltration urineuse; nous savons tous des
« exemples, et le Dr Vigneron en a relaté dernièrement
« deux belles observations, de malades dont le canal
« s'ulcère et dont le périnée s'infiltre en arrière de *rétré-*
« *cissements larges.* » L'un des rétrécis du Dr Vigneron
admettait dans son urèthre, sans forcer, une bougie n°20.
J'ai opéré moi-même cette année un rétrécissement très
élastique qui admettait facilement la bougie conique olivaire n° 22 et qui cependant avait déjà causé des accidents
de rétention aiguë. Les *rétrécissements larges* se présentent le plus souvent sous la forme d'anneaux *très élas-*
tiques, qui apportent généralement peu de modifications
dans l'émission de l'urine et qui néanmoins présentent
tous les inconvénients des *rétrécissements étroits.* Si les
symptômes sont peu accusés, ils exposent à l'improviste
aux mêmes accidents.

Je me suis étendu un peu plus longuement sur les
rétrécissements larges, parce qu'ils sont beaucoup plus
fréquents et, la plupart du temps, ignorés de ceux qui en
sont atteints. Néanmoins leur importance est si considérable, que je leur consacre, dans le corps de ce traité, un
chapitre spécial intitulé : *Écoulements anciens et rétré-*
cissements larges, auxquels je renvoie le lecteur.

La lecture attentive des observations de guérisons des
rétrécissements de l'urèthre renseignera du reste complètement sur les rétrécissements *étroits* et *moyens.*

D'une façon générale, quand le rétrécissement est traumatique, c'est-à-dire quand il survient à la suite d'une déchirure accidentelle de la muqueuse du canal (chute sur le périnée ou rupture pendant le coït), il est plus souvent unique. C'est le contraire qui a lieu quand il est produit par la blennorrhagie ; on en trouve alors à l'exploration de l'urèthre, deux, trois, quatre, cinq, etc.. etc., et rarement un seul. Ce fait découle naturellement de ce qui a été dit plus haut relativement à l'action du pus blennorrhagique sur différents points de l'urèthre. J'ai eu l'occasion, parmi les nombreux rétrécis qui viennent me consulter comme spécialiste, de constater des rétrécissements multiples chez les sujets qui n'en avaient qu'un seul un an auparavant, et qui avaient attendu pour se faire soigner. J'ai remarqué cela non seulement en présence de la goutte militaire, ce qui s'explique, mais même en l'absence de tout écoulement. Il se passe en ce cas le même phénomène dont j'ai parlé dans la description de l'urèthre à propos de l'étroitesse du méat et que l'on attribue à une atteinte, sous une forme quelconque, à la vitalité des parois uréthrales.

Symptômes. — Ordinairement le rétrécissement passe longtemps inaperçu, surtout s'il est d'origine blennorrhagique. Au début, le jet d'urine est modifié. Il peut être aminci, aplati, bifurqué ou en arrosoir, en tire-bouchon ou en vrille. L'urine est émise avec plus de lenteur. La poche dont j'ai parlé plus haut, située en arrière du rétrécissement, devient un réservoir pour l'urine, de sorte que lorsque le rétréci a fini d'uriner il est obligé, pour évacuer l'urine restée dans la poche, de se secouer à plusieurs reprises, et malgré cela il ne peut éviter de mouiller son linge. Des éraillures, des ulcérations même se font fréquemment dans cette poche et sont la cause de si violentes douleurs au passage de l'urine, qu'elles font redouter et reculer le besoin d'uriner. Il en est de même du sperme, qui laisse dans le canal, après son passage, une sensation douloureuse. Ce symptôme se manifeste quelquefois le premier de tous. Bien souvent aussi, il survient un écoulement qui fait croire à une blennorrhagie et vient parfois troubler les ménages les plus unis. Des calculs d'un certain volume se forment souvent dans cette poche et ne peuvent disparaître qu'avec le rétrécissement.

Au fur et à mesure que l'anneau fibreux se resserre, la dilatation du canal, en arrière du rétrécissement, augmente, et il peut même, par ce fait, survenir de la fausse incontinence d'urine. Enfin la stricture du rétrécissement augmentant de plus en plus, *le jet d'urine* diminue de volume et de force de projection, et le *rétréci* arrive à uriner à ses pieds. Un peu plus tard l'urine ne sort plus que goutte à goutte, et la strangurie, c'est-à-dire l'impossibilité d'uriner, se produit au moindre écart de régime, au plus petit refroidissement. Ainsi s'établit la rétention d'urine et la nécessité d'avoir recours à la ponction pour vider la vessie. Or, on sait que la ponction est toujours une intervention grave. Tels sont en général les symptômes ordinaires des rétrécissements de l'urèthre. Mais il est évident que quelques-uns de ces symptômes peuvent manquer; parce que d'abord les symptômes sont en rapport avec la période de la maladie; et puis parce que le rétréci peut avoir conservé une vesssie en bon état et uriner à peu près convenablement.

Il peut se faire aussi, comme je l'ai décrit à propos des rétrécissements larges, que le rétrécissement, étant très élastique se laisse facilement dilater par l'ondée de liquide urinaire et donne ainsi au rétréci l'apparence trompeuse d'une bonne miction.

Diagnostic. — En dehors des rétrécissements vrais, il existe de faux rétrécissements. C'est ainsi que les réflexes nerveux peuvent provoquer dans l'urèthre, et principalement dans la région membraneuse, une contracture, un resserrement si violent qu'il est impossible d'émettre une seule goutte d'urine, et que, dans un canal où il vient de passer une sonde numéro 24, on ne peut plus introduire même un crin de cheval. Une inflammation aiguë de l'urèthre peut aussi provoquer un gonflement de la muqueuse ayant les mêmes conséquences. Mais ces faux rétrécissements sont vite reconnus, car leur cause étant passagère, ils disparaissent avec elle. Pour ce qui est des rétrécissements vrais, la connaissance des antécédents de l'urèthre domine au point de vue du diagnostic. Le malade a-t-il reçu un coup, ou fait une chute sur le périnée? A-t-il expulsé des calculs vésicaux? A-t-il saigné par l'urèthre si peu que ce soit? A-t-il eu une ou plusieurs blennorrhagies? Ont-elles duré longtemps? Se sont-elles succédées à intervalles assez rapproché? Comment ont-elles été traitées? A-t-il eu au cours de sa vie un échauffemment, une inflammation quelconque, même passagère, du canal? Le dossier morbide de l'urèthre une fois établi, on arrive aux accidents actuels. Le malade urine-t-il souvent, combien de fois le jour, combien la nuit? Fait-il des efforts pour uriner et à quel moment de la miction fait-il ces efforts? Est-ce au commencement, à la fin ou pendant? La sortie des dernières gouttes d'urine est-elle accompagnée d'une épreinte douloureuse? Les contractions de la vessie sont-elles bonnes? Y a-t-il eu des accès de rétention aiguë? Existe-t-il de l'incontinence légère? Il est indispensable de savoir qu'un jeune rétréci, à rétrécissements même *étroits,* peut ne présenter à l'émission de l'urine que des symptômes fonctionnels négligeables, grâce à la force de contractibilité de la vessie. La prostate n'est-elle pas congestionnée et ne fait-elle pas obstacle à la sortie de l'urine?

Ce questionnaire terminé, on procède à l'exploration de l'urèthre. On se sert pour cela d'un explorateur, sorte de sonde formée par une tige menue en gomme, flexible, de 30 à 32 centimètres de longueur, rattachée par une de ses extrémités à la partie la plus grosse d'une boule ovoïde, de façon à former talon. La boule, par sa petite extrémité, est destinée à explorer l'urèthre successivement, point par point, et à transmettre à l'observateur des sensations limitées à une toute petite portion du canal. ' est en quelque sorte un toucher intra-uréthral très délicat que l'on exerce. La boule, je suppose, a été introduite et a parcouru librement tout le canal; c'est qu'il n'existe pas de rétrécissement. Est-elle arrêtée, au contraire, dans son parcours, par un obstacle; aussitôt l'arrêt perçu, on retire doucement l'explorateur après l'avoir saisi au niveau du méat. La distance entre le point de saisie de la tige et l'extrémité de la boule indique à quelle profondeur de l'urèthre se trouve le rétrécissement. Puis on introduit de nouveau des explorateurs à boule de plus en plus petite, jusqu'à ce qu'on puisse franchir. Le rétrécissement est enfin franchi; si alors on retire doucement l'explorateur, l'anneau qui constitue le rétrécissement s'accroche sur le talon de la boule et transmet en sortant, au médecin et au malade, un *ressaut* très appréciable. La grosseur de la boule donne le diamètre du rétrécissement, et la distance sur la tige entre l'entrée postérieure de la boule dans l'anneau et sa sortie fixe sur sa longueur.

Tel est le moyen pratique que j'emploie pour explorer un urèthre et rechercher un rétrécissement. Il est évident que ce même procédé est applicable aux cas les plus

complexes qui comportent quatre ou cinq rétrécissements
et même plus. Il ne faudrait pas compter dans cette exploration remplacer l'explorateur à boule par des sondes
ou des bougies ordinaires qui ne pourraient fournir que
des indications vagues et non limitées; et, à moins du
reste que l'on se trouve en présence d'un rétrécissement
étroit, il pourrait parfaitement se faire qu'un rétrécissement, même moyen, fût méconnu, étant donné que beaucoup de rétrécissements sont très élastiques et peuvent
se laisser facilement distendre par une bougie conique,
puis revenir sur eux-mêmes une fois la bougie retirée.

L'examen de l'urèthre peut encore être complété par
la *lumière électrique* au moyen de l'*endoscope* qui permet de voir très facilement et très bien toutes les parties
de l'urèthre et de fixer ainsi le diagnostic d'une façon
définitive.

Complications et pronostic. — Comme on vient
de le voir, dans la description des symptômes, le carac-
tère principal de l'anneau fibreux qui forme le rétrécissement est de se resserrer de plus en plus. A un moment
donné, la vessie se vidant avec peine, il se produit de
fréquentes envies d'uriner, souvent accompagnées d'efforts douloureux pendant toute la miction et surtout vers
la fin. J'ai même vu plusieurs fois, comme je le disais
dans une de *mes dernières conférences*, ces efforts occasionner du côté du rectum des douleurs violentes, des
pertes de sang, et la sortie de la muqueuse rectale. Il
n'est pas rare de voir l'infiltration urineuse se faire par
les éraillures du canal et produire des abcès urineux
auxquels succèdent des fistules urinaires. Il arrive
bien souvent aussi que des accès de fièvre urineuse, en
tout point semblables à des accès de fièvre intermittente,
éclatent et tuent en quelques jours, en quelques heures
même, le malade qui a trop attendu à se faire opérer.
Chez les rétrécis, il est fréquent de voir la *prostate* aug-
menter de volume et devenir le siège de douleurs assez
vives dans la région périnéale et même d'abcès d'une
extrême gravité. Cette complication étant de beaucoup la
plus fréquente, je lui consacre un paragraphe spécial à la
fin de ce traité. La *vessie* s'altère rapidement, elle s'hypertrophie, s'enflamme, se paralyse. Les *urines* deviennent ammoniacales et purulentes. Le *catarrhe vésical*
survient bientôt avec toutes ses conséquences, et des *cystites* épouvantablement douloureuses torturent les ma-

lades obstinés et déterminent des néphrites purulentes dont ils meurent. Tels sont les accidents fréquents et redoutables auxquels sont exposés les rétrécis, sans compter la dépression morale, la diminution de l'appétit sexuel et plus tard l'impuissance génitale, qui font partie de ce cortège.

Conclusion : Il faut se faire opérer d'un rétrécissement dès qu'on en ressent les premiers symptômes, car toutes les complications décrites ci-dessus peuvent éclater chez un rétréci, au moment où il s'y attend le moins.

TRAITEMENT

Cinq procédés sont employés pour la guérison des rétrécissements de l'urèthre.

Ce sont : 1° l'*Uréthrotomie interne*; 2° la *Dilatation*; 3° la *Divulsion*; 4° l'*Electrolyse linéaire*; 5° l'*Electrolytique uréthrale*.

Uréthrotomie interne. — L'*Uréthrotomie interne* est une opération d'une haute gravité, qui consiste, au moyen d'un *Uréthrotome à lame tranchante comme un bistouri*, à sectionner aveuglement dans le canal l'anneau fibreux qui constitue le rétrécissement. Ce moyen vulgairement employé dans les hôpitaux de Paris, soit par routine, soit parce que les chirurgiens n'ont pas de l'Assistance publique, limitée dans ses dépenses, les instruments électriques nécessaires, fournit une statistique de résultats déplorables. Il n'est pas exagéré de dire qu'il y a 15 0/0 de morts parmi les opérés.

M. le Dr Tillaux, actuellement professeur de clinique chirurgicale à la Faculté de Médecine de Paris, termine sa thèse d'agrégation par les conclusions suivantes :

« L'Uréthrotomie interne est une opération grave, qui
« entraîne assez fréquemment la mort pour qu'on ne doive
« la pratiquer que le plus rarement possible. L'Uréthro-
« tomie interne n'a jamais guéri un rétrécissement de
« l'urèthre.

« L'Uréthrotomie interne doit être absolument rejetée
« de la thérapeutique comme méthode générale de traite-
« ment. »

Le célèbre Voillemier, dans son traité pratique des rétrécissements de l'urèthre, décrit les accidents graves et mortels qui sont la conséquence de l'Uréthrotomie.

Le Dr Desprès, mon illustre confrère, professeur agrégé à la Faculté de Médecine de Paris, chirurgien à la Charité, ne craint pas de dire dans son *Traité de chirurgie journalière*, partageant en cela mon opinion :

« L'Uréthrotomie a déjà vécu. »

Le professeur Lefort, dans sa 8ᵉ édition de médecine opératoire de Malgaigne, dit à la page 565 : « Les cas de mort sont trop fréquents dans l'Uréthrotomie. »

Enfin, le Dr Grégory donne une statistique de quarante-trois uréthrotomies faites dans les divers services hospitaliers de Bordeaux, avec 18 0/0 de mortalité. « L'Uréthrotomie interne, dit-il, est dangereuse au point de vue de la vie du patient, et inutile au point de vue du bénéfice apporté. »

Le Dr Guyon et ses élèves veulent bien reconnaître qu'avant les pratiques aseptiques et antiseptiques, l'Uréthrotomie donnait une mortalité très élevée, mais ils se hâtent d'ajouter qu'il n'en est plus de même aujourd'hui. Je veux bien admettre que, grâce à l'asepsie et à l'antisepsie, le danger d'infection soit un peu diminué; mais le danger de l'hémorrhagie n'est-il pas resté toujours le même! Les inconvénients de la dilatation de l'urèthre « à perpétuité » après l'Uréthrotomie, la section du tissu sain du canal par la lame tranchante de l'uréthrotome, et les récidives forcées par formation de tissu cicatriciel à tous les points coupés, ont-ils donc disparu!

Voyons du reste un peu ce que disent eux-mêmes les élèves du Dr Guyon.

Dans les *Annales des maladies des organes génito-urinaires* de janvier 1891, le Dr Desnos dit que : « de « chercher au moyen de l'Uréthrotomie interne une gué-« rison d'emblée, radicale et définitive est une œuvre « illusoire et dangereuse... qu'elle doit être considérée « comme une sorte d'opération préliminaire, destinée à « *faciliter* la dilatation et assurer les résultats. »

Le Dr Routier, chirurgien des hôpitaux, termine ainsi la description qu'il fait de l'*Uréthrotomie* dans la *Médecine moderne*, nº 21, 1895 : « pour *maintenir sa guéri-*« *son, il faut que le malade continue à se dilater...* C'est « le moment de leur faire bien comprendre *qu'ils ne sont* « *pas radicalement guéris;* qu'ils sont sous le coup *d'une* « *récidive* et qu'ils doivent par un *cathétérisme hebdo-*

« madaire, *par exemple,* entretenir le calibre de leur ca-
« nal... Si vos malades vous écoutent, vous ne les rever-
« rez plus; dans le cas contraire, après six mois, un an,
« deux ans, ce seront des *récidicistes assurés.* »

Conçoit-on un rétréci qui s'expose à une opération
aussi grave que l'Uréthrotomie, pour être obligé ensuite
de se sonder toute sa vie au moins une fois par semaine.

Voici maintenant comment s'exprime sur les *sections
involontaires des parties saines* de l'urèthre, le Dr Bul-
hoës dans les annales déjà citées plus haut; décembre
1895 : « L'Uréthrotomie de Maisonneuve ne sectionne
« pas seulement le rétrécissement, mais aussi les parties
« saines du canal. Voillemier... croyait que les scarifica-
« tions produites par l'instrument pouvaient donner lieu à
« d'autres rétrécissements, comme il *ressort* du reste
« d'une observation publiée par le Dr Fillaux dans sa
« thèse d'agrégation, page 89. Capables ou non de pro-
« duire des rétrécissements, ces petites scarifications de
« l'urèthre sain ont lieu et produisent des hémorrhagies.
« Ce que nous avons observé dans un cas où nous avons
« été obligé d'interrompre l'opération avant de sectionner
« le rétrécissement, *ouvrant* de la sorte autant de *portes*
« *à l'infection.* »

Comme on vient de le voir par les citations ci-dessus,
les plus grands chirurgiens de notre époque rejettent l'U-
réthrotomie comme dangereuse, et les élèves eux-mêmes
du Dr Guyon, tout en admettant comme très fréquentes
les hémorrhagies, ne la considèrent que comme une opération préparatoire à la dilatation et qui expose, par la
formation d'un tissu cicatriciel, non seulement à la récidive des rétrécissements que l'on opère, mais encore à la
formation de nouveaux rétrécissements.

Quant à moi, partageant l'avis de mes confrères, je
considère l'Uréthrotomie comme une opération redoutable
par ses dangers, et inutile, puisque ses résultats ne sont
que temporaires.

Dilatation. — La dilatation consiste à introduire
graduellement dans le canal de l'urèthre une série de
sondes métalliques, appelées *bougies Béniqué.* Comme
le mot lui-même l'indique, on dilate et *on ne guérit pas.*
En effet, l'anneau fibreux, plus ou moins élastique, cède
pour un temps à la dilatation, mais continuant son travail de transformation, il devient de plus en plus scléreux, de plus en plus dur, et il faut quand même en arri

ver à l'opération, c'est-à-dire, comme nous l'avons vu, à la section de la bride par la lame tranchante de l'uréthrotome. Il ne faut pas croire que la dilatation, même la mieux faite, n'est pas dangereuse. Elle expose le malade à des accès de fièvre urineuse terribles et répétés, car il faut deux ou trois mois, et quelque fois six, pour arriver à une dilatation convenable. Elle produit des uréthrites aiguës qui s'accompagnent d'écoulements abondants, dont le rétréci a de la peine à se débarrasser.

La dilatation doit donc être rejetée, d'une part, parce qu'elle ne constitue qu'un palliatif; d'autre part, parce que si elle ne comporte pas la gravité de l'Uréthrotomie, elle n'est pas sans danger et n'aboutit à *aucun résultat.*

La dilatation électrique, au moyen des boules de Newmann, ne vaut pas mieux et, comme telle, a été abandonnée par les hommes sérieux.

Divulsion. — La divulsion est une opération fort douloureuse qui consiste à *déchirer* le rétrécissement au moyen d'un *divulseur.* Elle présente d'une façon plus accentuée encore tous les dangers de l'Uréthrotomie, car si dans cette dernière opération on coupe aveuglement trop peu ou trop le rétrécissement et le *tissu sain* de l'urèthre, dans la divulsion on déchire *toujours,* avec le rétrécissement, de larges surfaces du canal dont la mort est la conséquence trente fois sur cent. Si l'on guérit de tant de désordres, les déchirures donnent naissance à un tissu cicatriciel, et trois ou quatre mois après il y a non seulement récidive, mais aggravation.

ÉLECTROLYSE LINÉAIRE

L'Electrolyse linéaire, que j'emploie journellement et qui donne les *plus* prompts et les
meilleurs résultats, est une des formes de l'*Electricité* appliquée à la chirurgie.

C'est une opération *sans douleur et sans danger*, qui
permet aux rétrécis de vaquer, la plupart du temps dès
le lendemain, à leurs occupations ordinaires; tandis que
l'Uréthrotomie, tout en exposant la vie du malade, le met
dans la nécessité de garder le lit de quinze jours à un
mois. L'*Electrolyse linéaire* est une opération qui ne
donne pas une fois la fièvre sur cent, et quand elle la
donne, c'est que toutes les précautions aseptiques et
antiseptiques n'ont pas été prises, ou que l'on est en présence d'un sujet d'une nature spéciale et naturellement
prédisposé. L'*Electrolyse* a à son actif une statistique de
plus de quinze mille opérés sans un seul décès, je dirais
même sans une seule grosse complication. Il m'a été
donné bien souvent déjà d'électrolyser des docteurs, mes
confrères, ainsi que beaucoup de pharmaciens, tant est
grande leur confiance dans l'*Electrolyse linéaire*, et je
me permets ici de les remercier de m'adresser journellement leurs rétrécis à mon Cabinet, 7, rue Rougemont, à
Paris.

Qu'est ce donc que l'Electrolyse linéaire? C'est bien
simple, et tout le monde, après les explications que je
vais en donner, pourra la comprendre et l'expliquer.

L'*Electrolyse linéaire uréthrale* est une opération qui
consiste à détruire, au moyen d'un courant électrique
(électro-galvanique), le tissu fibreux du rétrécissement, en
y creusant un sillon linéaire. Je me sers pour cela d'un
instrument appelé *électrolyseur*, sorte de sonde en gomme
d'un petit calibre, très souple et très effilée à son extrémité inférieure. Cette sonde porte vers son milieu une
petite *anse* d'argent *non tranchante*, reliée, au moyen
d'un fil en cuivre très flexible qui en parcourt la partie
supérieure, au pôle négatif d'une pile à courant continu

de Chardin. Le pôle positif est mis en communication avec une plaque en étain que l'on place sur la cuisse du patient.

Tout étant prêt pour l'opération, et *les soins aseptiques et antiseptiques* ayant été rigoureusement observés, j'applique l'anse *non tranchante* de l'électrolyseur sur le tissu même du rétrécissement, et en même temps je prends sur la pile autant d'éléments qu'il en faut pour obtenir un courant convenable ; dix à vingt milli-ampères suffisent généralement. Au moment où la pile est en action, une destruction organique s'opère au point où l'*anse* d'argent et le *rétrécissement* sont en contact, et en quelques minutes, je le répète à dessein, *sans douleur* et *sans danger* ; l'anse d'argent a creusé à *froid* et presque toujours sans *une goutte de sang*, un sillon dans le tissu du rétrécissement. J'ai l'habitude, en sortant l'instrument, de creuser un deuxième sillon dans le rétrécissement ; de cette façon, j'ai la certitude, basée du reste sur l'expérience, d'éviter les récidives.

On n'a pas à craindre, comme avec la lame tranchante de l'uréthrotome, de creuser des sillons dans le tissu sain de l'urèthre, car aussitôt que l'anse non tranchante de l'électrolyseur a franchi le rétrécissement, on arrête le courant de la pile et rien ne fonctionne plus.

Ainsi, en deux ou trois minutes, l'*Electrolyse linéaire* d'un rétrécissement est faite *sans douleur, sans danger*. Un canal, dans lequel passait à peine une sonde de la grosseur d'un crin de cheval il y a deux ou trois minutes, peut maintenant recevoir, sans forcer, une bougie nº 20. Le jet d'urine, qui se faisait goutte à goutte, est redevenu presque subitement fort et bruyant.

L'Electrolyseur que j'emploie est fabriqué par moi, et s'il a le même dispositif que celui qui est généralement employé *par mes anciens assistants*, il ne lui ressemble en rien. Autant le premier est d'un maniement difficile, autant il est facile de se servir du mien. Les modifications que j'ai apportées à l'Electrolyseur ordinaire en ont fait un instrument parfait auquel il n'y a plus à retoucher.

La *lutte* a été rude contre l'Electrolyse ; aujourd'hui qu'il ne se fait plus autour d'elle qu'*un silence de commande*, il m'est bien permis de jeter un regard ironique sur ses adversaires. Ne prétendaient-ils pas qu'un courant de 10 à 20 milli-ampères, comme je l'emploie, ne pouvait franchir un rétrécissement avec une *anse* non *tranchante!* Cet argument, ou plutôt cette objection, car ce n'est pas un argument, ne put résister bien longtemps devant les expériences concluantes de M. d'Arsonval, professeur au Collège de France, dont l'autorité en pareille matière est incontestée de tous. Ils oubliaient, ou pour mieux dire ils ignoraient, que l'Électrolyse n'est pas seulement produite par l'intensité d'un courant continu, mais aussi par sa tension, et que cette tension est variable selon les sujets. Battus sur ce point, ils ont poussé le ridicule jusqu'à dire que le sillon était creusé dans le tissu du rétrécissement par l'anse non *tranchante*

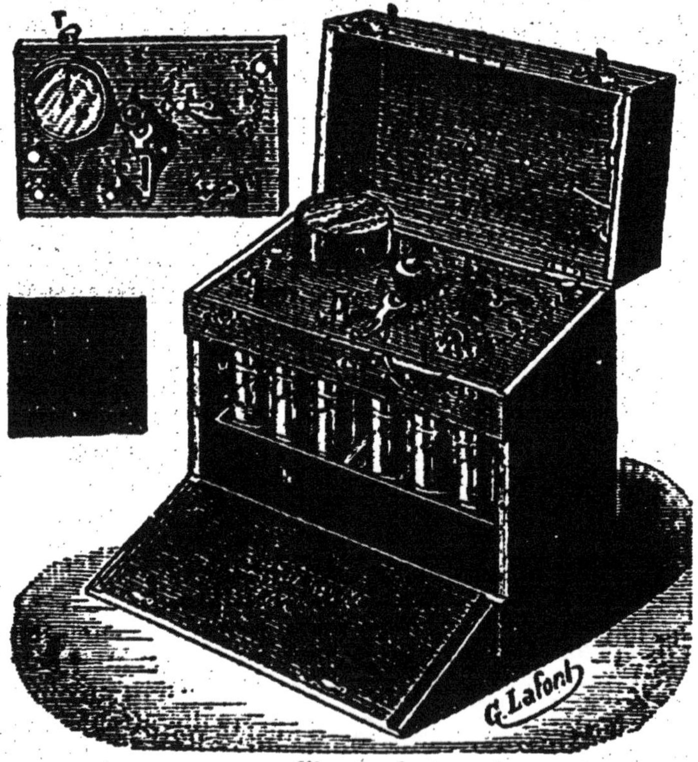

Figure 4

Légende. — Modèle de la pile à courant continu dont je me sers
pour mes électrolyses

portée au *rouge* par le courant de la pile, car ils ne savaient pas davantage que pendant toute la durée d'une électrolyse, les deux pôles ne subissant *aucune élévation de température*, restent *froids*, et que c'est là justement ce qui permet d'opérer *sans douleur* et *sans danger*. On

croirait rêver en pensant à tout cela, et cependant ce n'est
ni un rêve ni un roman : tout cela a existé.

Pour que l'on ne puisse pas dire que je ne vois que par
les yeux de l'Electrolyse, je vais laisser à d'autres qu'à
moi le soin de l'apprécier.

« L'*Electrolyse*, dit le Dr Tillaux, mon savant con-
« frère, professeur de clinique chirurgicale, est égale-
« ment un bon moyen qui poursuit d'ailleurs un résultat
« immédiat identique à celui de l'Uréthrotomie. » Il me
semble que M. Tillaux aurait pu ajouter : un résultat
immédiat identique à celui de l'Uréthrotomie, mais *sans
ses dangers, ses pertes de temps et ses récidives forcées*.
C'est un oubli, j'en ai la conviction.

Le *Journal d'Hygiène*, sous la plume de son rédacteur en chef, est plus précis, et voici comment il s'exprime sur l'*Electrolyse* : « Quand on songe qu'on peut
« substituer à l'opération, souvent dangereuse, de l'Uré-
« throtomie, une opération toujours bénigne comme celle
« de l'Electrolyse linéaire, n'a-t-on pas le droit d'être
« surpris du silence obstiné que gardent sur ce merveil-
« leux procédé les journaux de médecine plus ou moins
« officiels et les ouvrages inspirés par les professeurs de
« l'école de Paris ! »

Voici encore ce que dit sur cette question l'*Opinion
médicale*, dans ses n[os] de janvier et de février 1897 :
« L'Electrolyse a fait ses preuves depuis une dizaine
« d'années, le nombre de ses succès ne se compte plus...
« Il n'est pas un observateur de bonne foi qui ne recon-
« naisse les avantages de l'Electrolyse sur l'Uréthroto-
« mie. L'Electrolyse dispense de la dilatation *à perpé-
« tuité*, et n'expose pas à blesser l'urèthre dans ses
« parties saines. On ne saurait trop le répéter, toute sec-
« tion de l'urèthre est l'origine fatale d'un rétrécissement
« plus ou moins rapide... Avec l'Electrolyse, un accident
« de ce genre ne peut jamais arriver, puisque l'agent de
« destruction du rétrécissement ne coupe pas, ne sec-
« tionne pas. »

Enfin, dans sa thèse inaugurale : « *Contribution à
l'étude du traitement des rétrécissements de l'urèthre par
l'Electrolyse linéaire*», soutenue tout dernièrement devant la Faculté de médecine de Paris, sous la présidence
du professeur Guyon, le Dr Mardrus donne la conclusion
suivante : « Cette opération (l'*Electrolyse linéaire*) se
« recommande surtout en raison de son inocuité et de la
« sécurité avec laquelle on peut la pratiquer, en raison

« do la douleur nulle ou insignifiante, et enfin en raison
« des résultats qu'elle fournit et de l'absence des graves
« complications post-opératoires. »

Comme on le voit, la méthode a fait ses preuves. Elle
vient de triompher d'une façon définitive devant la Faculté de médecine de Paris elle-même. Il a bien fallu
s'incliner devant les faits, devant le progrès.

Que d'existences humaines auraient été épargnées sans
l'entêtement de certains grands maîtres de la science, qui
se faisaient les détracteurs systématiques d'une opération, parce qu'elle n'était pas *officielle*, c'est-à-dire
parce qu'elle ne venait pas d'*eux*. L'*Électrolyse linéaire
uréthrale* est dès maintenant à l'abri de toute attaque
scientifique et pratique ; *c'est l'opération de choix des
rétrécissements. Elle est sans douleur, sans danger, sans
effusion de sang, sans perte de temps et sans récidive.*
J'ai vu des rétrécis m'arriver de *Bordeaux*, de *Marseille*,
de *Lille* ; je les opérais le jour même de leur arrivée,
et le lendemain ils reprenaient le train pour leur pays.
Je dois dire, cependant, que les choses ne se passent pas
toujours ainsi, et que j'ai quelquefois gardé des opérés
deux ou trois jours à Paris. Tout cela est évidemment en
rapport avec la gravité de leur état.

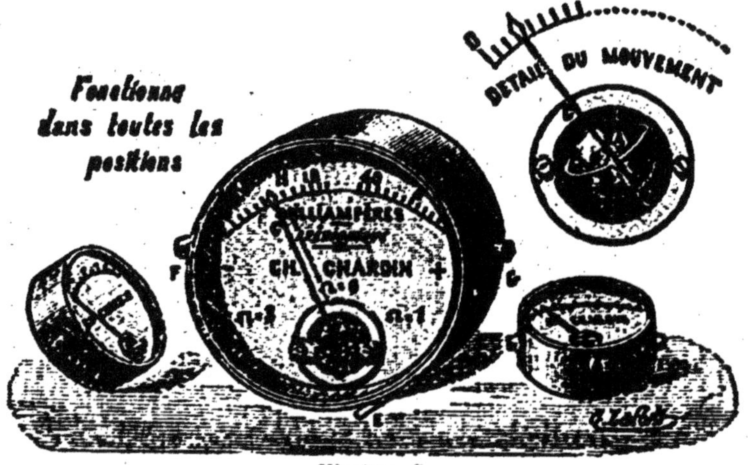

Figure 5

LÉGENDE. — Modèle du Galvanomètre apériodique que j'emploie
pour mesurer le courant électrique de mes électrolyses

ÉLECTROLYTIQUE URETHRALE

J'ai dit dans le chapitre précédent que l'Électrolyse linéaire, comme je la pratique journellement, était d'une façon générale le procédé de choix pour la guérison des rétrécissements; j'aurais même dû ajouter qu'elle s'impose comme un devoir aux rétrécis. Mais il faut reconnaître, d'après mes statistiques, que parmi les rétrécissements *durs*, il s'en trouve au moins 5 p. 100 qui ne se laissent en rien influencer par l'anse non tranchante de l'électrolyseur, et chez lesquels l'électrolyse linéaire est complètement impuissante. L'état actuel de la science ne permet du reste pas d'expliquer pourquoi certains rétrécissements *durs* ne sont pas détruits par l'Électrolyse, quand elle détruit si rapidement certains autres rétrécissements paraissant aussi *durs*, aussi *fibreux*, aussi *cornés* même, Quoiqu'il en soit, l'expérience clinique m'en a fourni souvent des exemples, et en présence de faits cliniques, il n'y a pas à discuter, un fait est un fait et voilà tout, Quelle conduite convient-il donc de tenir dans ces cas très difficiles? Fera-t-on l'Uréthrotomie *interne* comme on la pratique, avec tous ses dangers et ses pertes de temps? Fera-t-on l'Uréthrotomie *externe* en taillant au bistouri une boutonnière dans le tissu externe de l'uréthre? Ce n'est pas mon avis, et je rejette ces deux opérations avec autant de force qu'un chirurgien doit rejeter une opération qui fait courir des dangers à ses malades. Je pratique dans ces cas une opération que j'ai appelée *électrolytique uréthrale*. Je me sers pour cela d'un instrument qui se compose de trois parties essentielles :

1° D'un cathéter métallique à concavité antérieure, de 30 centimètres de long et de 2 millimètres 1/2 de diamètre, recouvert d'une couche de gomme isolatrice, et parcouru dans sa concavité tout entière par une cannelure, sauf à son extrémité inférieure qui se termine par un pas de vis;

2

2° D'une tige métallique surmontée à sa partie supérieure par une borne destinée à recevoir le *pôle positif* d'une pile à courant continu, et terminée par une *anse en argent*, légèrement aiguë de chaque côté d'un angle obtus *non tranchant;*

3° D'une bougie filiforme qui peut se visser sur le cathéter.

Tout étant prêt pour l'opération et tous les soins aseptiques et antiseptiques de la vessie et de l'urèthre ayant été très rigoureusement observés, j'anesthésie le canal avec cinq grammes d'une solution de chlorhydrate de cocaïne à 1 p. 100. Puis j'introduis dans la vessie la bougie filiforme sur laquelle je visse le cathéter que je dispose à recevoir la tige. L'anse d'argent, dont l'angle obtus est mousse, est portée sur le rétrécissement même, sans le plus petit danger de blesser l'urèthre dans ses parties saines. Le pôle positif *occupe* la tige qui porte l'*anse d'argent*, le négatif, relié à une plaque d'étain recouverte d'une peau de chamois, est appliqué sur la cuisse; la pile est prête, il n'y a plus qu'à ouvrir le courant. Je tiens de la main gauche le pénis tendu sur l'instrument mobile dans la vessie, de la main droite je dirige la borne de la tige. L'aide ouvre alors le courant et donne, en 3 ou 4 minutes, 4, 5, 6 milliampères, jusqu'à 12. Que se passe t-il alors entre l'anse d'argent et le tissu de rétrécissement? Simplement une action électrolytique *secondaire*, au cours de laquelle il se forme un point de contact de la partie aiguë de l'anse d'argent et du rétrécissement, sous l'influence du pôle positif, de l'oxychlorure d'argent naissant, dont la puissance hémostatique empêche toute hémorrhagie et bouche par sa grande puissance microbicide toutes les portes à l'*infection*. Ainsi en trois ou quatre minutes l'opération est faite sans douleur. Je suis l'inventeur de cette opération, mais je dois reconnaître que je n'ai pas d'autre mérite que celui d'avoir appliqué, à la guérison des rétrécissements de l'urèthre, l'action électrolytique *secondaire*, si bien étudiée pour le cuivre rouge par le docteur Gautier en 1891.

Je pratique depuis longtemps déjà l'électrolyse dans les rétrécissements inopérables par l'électrolyse linéaire et je n'ai jamais eu l'ombre d'une complication.

Dans un ordre d'idée un peu différent, mais qui prouve bien la valeur de mon procédé, le docteur Boisseau du Rocher vient de faire à la Société de chirurgie, 21 avril 1897, une communication sur l'action hémostatique de l'oxychlorure d'argent naissant dans les pertes utérines qu'il traite ainsi avec le plus grand succès.

En somme, mon opération électrolytique est sans danger; elle ne produit pas d'hémorrhagie, n'ouvre pas de porte à l'infection, et la plupart du temps ne nécessite pas de sonde à demeure. C'est une opération merveilleuse, dans laquelle le tissu sain de l'uréthre n'est jamais touché et ne peut l'être, et enfin qui met à l'abri des récidives. Quand l'électrolyse linéaire est impossible, l'électrolytique uréthrale réussit toujours.

OBSERVATIONS DE GUÉRISONS

DE RÉTRÉCISSEMENTS DU CANAL DE L'URÉTHRE PAR L'ÉLECTROLYSE LINÉAIRE.

Dans le nombre considérable de guérisons de rétrécissements du canal de l'urèthre par *l'électrolyse linéaire* que je possède, je détache un groupe des plus remarquables, pour les mettre sous les yeux du lecteur. Je commence par quelques-unes des lettres que l'on m'a autorisé à publier. Si dans les autres observations, le nom des malades ne figure pas eu égard au secret professionnel, en revanche je cite le nom des médecins qui ont assisté à mes opérations.

· Labastide-Rouairoux (Tarn), le 12 février 1897.

A Monsieur le docteur Bazénerie, à Paris,

Mon cher Monsieur et très honoré confrère,

Depuis que j'ai quitté la capitale, pour rentrer dans mes foyers, c'est-à-dire depuis le 4 février courant, je suis encore sous le charme du magnifique résultat que vous avez obtenu sur moi par l'opération de l'électrolyse linéaire. Je connaissais bien déjà bon nombre de guérisons semblables que vous aviez à votre actif, mais j'étais en droit de me demander si tous les cas de rétrécissements de l'urèthre offraient la même gravité que le mien, eu égard à leur ancienneté, et aussi, à l'âge des sujets traités; car il ne faut pas oublier que mon rétrécissement de cause traumatique remontait à plus de dix ans et que je vais accomplir ma soixante-dixième année. Aussi mon état m'inspirait-il déjà de vives inquiétudes, car il n'était plus possible de se faire la moindre illusion sur l'issue fatale qui m'attendait; c'est pourquoi la souffrance morale égalait la souffrance physique. Je ne suis, certes, pas pusillanime, mais j'avoue que par moment, je me sentais pris d'un découragement complet. Un fait tout particulier s'était produit au début pendant cinq ou six fois, j'avais été pris, — sans causes appréciables — d'un violent frisson, à la suite duquel il était survenu une forte hématurie, le canal étant d'ailleurs encore assez libre. A partir de ce moment je commençais à éprouver un peu de difficultés dans la miction et peu à peu le rétrécissement s'accentuait de plus en plus. Bientôt les besoins devinrent plus fréquents et s'accompagnèrent de vives souffrances au niveau du col et dans la région prostatique, avec une grande lourdeur dans le périnée, au point de me faire craindre la présence d'un petit calcul dans le voisinage du col ou une lésion profonde de la prostate: cependant, malgré toutes mes appréhensions, il me venait parfois une lueur d'espoir, en songeant que mon client et ami M....., que je vous avais adressé au mois d'août 1895 avec une entière confiance, était revenu parfaitement guéri d'un double rétrécissement, que j'avais traité en vain par la dilatation pendant plusieurs mois de suite. Moi aussi j'avais essayé de la dilatation, mais le numéro des bougies que je parvenais à introduire dans mon canal, allait toujours baissant, jusqu'à ce qu'enfin le n° 5 ne passa plus.

C'est alors que les besoins devinrent plus fréquents encore, et la miction plus difficile. J'étais obligé de recourir à toutes sortes de manœuvres pour vider la vessie, tant bien que mal : en dernier lieu je me trouvais assez bien d'une pression méthodique, d'arrière en avant sur la portion du canal qui se trouvait dilatée en arrière du rétrécissement, où il formait ampoule. Mais tout cela demandait du temps et s'accompagnait de vives souffrances ; car la vessie, impuissante à se débarrasser, était prise de contractions très violentes et très douloureuses. Je dois ajouter, pour compléter ce navrant tableau, que depuis plus de six mois les désordres s'accompagnaient d'une incontinence goutte à goutte, surtout pendant le sommeil. C'était le trop plein qui s'écoulait. Voilà dans quelle triste condition j'ai pris le parti de m'adresser à vous, pour essayer de l'électrolyse qui avait du reste si bien réussi chez mon excellent ami M..... Eh bien! comme lui, dans quelques secondes et avec une souffrance insignifiante, j'ai été bien débarrassé de toutes mes misères. Immédiatement après l'opération une bougie n° 20 a pu être introduite sans peine dans le canal, alors que l'avant-veille, jour de mon arrivée à Paris, vous n'aviez pu faire pénétrer qu'avec difficulté une bougie de la grosseur d'un fil. Depuis ce moment, je n'ai éprouvé aucune trace de fièvre, bien que je n'aie pas pris le moindre ménagement : Le canal est resté parfaitement libre. Le jet est fort et bruyant, toutes les douleurs du col et de la prostate ont disparu. Je suis en un mot tout-à-fait bien, et rien ne me fait prévoir le moindre semblant de récidive, car d'après vos prescriptions je me suis sondé aujourd'hui et j'ai pu introduire, sans la moindre difficulté, les n° 17, 18, 19 et jusqu'au n° 20, ce qui signifie que le canal conservera bien son calibre. Après un résultat semblable, n'est-on pas en droit d'affirmer que l'électrolyse linéaire, mise en jeu et dirigée par une main habile et exercée comme la vôtre, constitue le traitement le plus efficace des rétrécissements de l'urèthre, parce qu'il est le plus prompt, le moins douloureux et le moins dangereux de tous? Quant à moi, s'il m'était permis d'émettre à cet égard mon humble avis, je n'hésiterais pas à dire que cette méthode est bien supérieure à toutes celles qui avaient été préconisées jusqu'à ce jour. Veuillez agréer, Monsieur et très honoré confrère, avec l'expression de ma vive reconnaissance, l'hommage de mes meilleurs sentiments confraternels.

Dr Léon AUSSILLOUS,
Médecin à Labastide-Rouairoux (Tarn).

P. S. — Il va sans dire, mon cher confrère, que je vous autorise pleinement à faire de ma lettre tel usage que vous jugerez utile, dans l'intérêt de la science et surtout des malheureux rétrécis.

Paris, le 3 janvier 1895.

Cher docteur Bazénerie,

J'ai lu votre brochure, et je suis frappé de la justesse des annotations qu'elle contient. Toutes les phases de la terrible maladie y sont décrites de la façon la plus fidèle. Etant passé par ce calvaire, j'en ai éprouvé toutes les épouvantables douleurs et suis heureux de pouvoir constater publiquement l'énorme soulagement que j'ai éprouvé, aussitôt l'opération terminée au moyen de l'*électrolyse*. Depuis cette opération que vous m'avez faite sans aucune douleur, j'urine avec satisfaction, tandis qu'avant j'appréhendais quand je devais satisfaire ce besoin. Je profite de cette occasion pour vous remercier, chez docteur, vous qui m'avez rendu à l'existence, par votre système de guérison par l'*électrolyse*, que je conseille à toute personne atteinte de la terrible maladie.

Veuillez agréer, cher docteur, l'assurance des sentiments de reconnaissance de votre tout dévoué.

N. Klein.
Mécanicien-graveur,
86, faubourg Saint-Denis, Paris.

Mon cher docteur Bazénerie,

Il y a maintenant six ans que vous m'avez opéré de mes rétrécissements, et je n'ai pas eu de récidive. Je puis donc dire que je suis complétement guéri. Mon jet d'urine, volumineux et bruyant, peut être lancé à plus d'un mètre, et je n'éprouve plus aucune douleur. Je ne saurai jamais assez vous remercier de cette guérison, et vous autorise à publier mes lettres, afin que les malheureux rétrécis qui pourraient avoir des doutes sur votre méthode s'adressent à moi pour avoir des renseignements. J'ai passé hier la sonde n° 24. Veuillez agréer, mon cher docteur, l'assurance des meilleurs sentiments de votre tout dévoué.

N. Klein,
Mécanicien-graveur,
86, faubourg Saint-Denis, Paris.

Monsieur Bazénerie,

Atteint, depuis 1882, de deux rétrécissements très serrés de l'urèthre, un à 0,14 cent. du méat et l'autre à 0,17 cent., vous m'avez opéré, je puis dire sans douleur, le 15 mars 1895. Depuis cette époque, je vais très bien, j'urine admirablement et sans la plus petite gêne. En un mot, je vais très bien, et j'ai la certitude que je n'aurai pas de récidive, car j'ai passé avant-hier le n° 22 avec la même facilité qu'il y a un an. Mon canal a donc conservé le calibre que vous lui avez donné lors de mon opération. Je vous suis très reconnaissant, Monsieur le docteur, de m'avoir guéri. J'ai la conviction que la publication de ma lettre pourrait être utile aux personnes atteintes comme moi, aussi je vous engage à l'insérer dans votre brochure. Il est quelquefois si utile de rencontrer des spécialistes de votre valeur. Que serais-je devenu moi-même sans vous ?

Veuillez agréer, Monsieur le docteur, avec mes remerciements, l'expression de mes meilleurs sentiments.

CHURLET,
*Employé à la Compagnie française du Phénix
et fabricant de parapluies.*

Besançon, le 26 février 1897.

Monsieur le docteur,

Dans six jours c'est-à-dire le 4 mars prochain, il y aura deux ans que vous m'avez opéré de deux rétrécissements de l'urèthre très graves, et dont je souffrais depuis vingt-deux ans, ayant été réformé pour cela. Je ne vous ai pas donné de mes nouvelles, avant d'être sûr et certain que je n'aurais pas de récidive. Aujourd'hui j'urine aussi bien qu'il y a vingt-cinq ans et j'en ai 43. Je vois bien que je suis guéri radicalement. Je suis encore sous le charme de votre opération d'*électrolyse linéaire* qui a duré une minute, je crois, et que du reste je n'ai pas senti. Je puis dire que je n'ai pas eu un instant de malaise.

L'électricité est un moyen merveilleux, qui n'a d'égal que votre habileté à la diriger. Je saurai gré toute ma vie à mon pharmacien de Besançon qui, en me donnant votre adresse, m'a sauvé la vie, car je n'urinais plus que goutte à goutte et je sentais bien que j'allais mourir. Ma femme se joint à moi pour vous remercier de vos bons soins et de ma guérison. Je vous autorise à publier ma lettre, estimant que c'est rendre service à l'humanité que de faire connaître des hommes savants et habiles comme vous.

Recevez, cher docteur, tous mes remerciements.

Armand VOUNEY,
Horloger,
12, rue de Vignée, à Besançon.

Paris, le 19 mars 1897.

Monsieur le docteur,

Quand je suis allé chez vous, au mois de décembre dernier, me faire opérer par l'électrolyse linéaire de mes rétrécissements, je souffrais des reins et l'émission de l'urine commençait à être difficile. J'avais déjà subi l'uréthrotomie interne pratiquée par le docteur Desnos, et il y avait récidive. Vous m'avez opéré sans aucune douleur et par la suite je n'ai pas ressenti de fièvre, comme avec l'uréthrotomie. Je suis parti de chez vous et j'ai pu faire une longue course sans en ressentir aucune fatigue. Je suis très content de votre opération merveilleuse, qui me donnera, je l'espère, une guérison sans récidive, ce qui n'a pas été le résultat de l'uréthrotomie interne. Je vous remercie beaucoup, cher docteur, et je vous autorise à publier ma lettre dans la galerie de vos guérisons.

Veuillez agréer, Monsieur le docteur, toute ma reconnaissance.

E. CAILLAT,
Archiviste de la Compagnie de l'Ouest.
96, rue de l'Aigle, à Courbevoie (Seine).

Paris, le 4 mars 1901.

Monsieur le docteur Bazénerie,

Atteint d'un rétrécissement très serré du canal et de douleurs terribles des reins, vous m'avez opéré il y a un an par l'Electrolyse sans aucune douleur et sans une goutte de sang. J'urine parfaitement, je suis guéri, merci bien, Monsieur. Vous pouvez publier ma lettre pour convaincre les indécis.

Recevez, Monsieur, mes civilités respectueuses.

MAUROY.
27, rue Morand, 27, Paris.

Paris, le 11 février 1900.

Cher docteur,

Il y a bientôt un an que vous m'avez guéri de deux rétrécissements dont l'un périnéal, et je vois bien que je marche à la guérison complète, car mon jet d'urine est fort et bruyant. Je ne puis y croire, quand je pense qu'il y a 4 ans, urinant goutte à goutte avec d'horribles souffrances, je suis allé à l'hôpital Necker où l'on me fit la dilation pendant 3 mois. Ayant monté au numéro 50 des bougies Béniqué, je n'y suis plus retourné me croyant guéri. Mais grande a été ma surprise au bout de deux mois de ne plus pouvoir uriner du tout, et force me fut donc de recommencer pendant deux années le même manége, lequel m'affaiblissait de jour en jour, et c'est dans un bien triste état que je me suis rendu dans votre cabinet, ne me croyant même pas capable de supporter votre opération, chose pour laquelle j'ai bien été trompé, car je n'ai ressenti qu'une légère, bien légère douleur au passage du dernier rétrécissement. Aussi, cher docteur, je ne sais comment vous remercier de m'avoir sauvé de cette terrible maladie à laquelle j'aurais fini par succomber, n'étant déjà pas bien fort. Je vous autorise pleinement à publier ma lettre, afin que les malheureux atteints de rétrécissements puissent avoir des renseignements vers moi.

Agréez, cher docteur, etc., etc.

LORENZ, rue de Charonne, 95.
Polisseur, chez M. Gallois et Walter,
79, boulevard Richard-Lenoir.

Paris, le 19 février 1901.

Monsieur le docteur,

Quand mon médecin m'a conduit chez vous, il y a plus de 3 ans, j'avais été soigné pour ma vessie par les plus grands médecins de Paris. Après m'avoir examiné, vous avez constaté que j'avais un rétrécissement très serré de l'urèthre postérieur. Vous m'avez opéré sans aucune souffrance par l'Electrolyse linéaire, et depuis ce temps-là, je ne souffre plus, j'urine normalement, je suis guéri. Merci et reconnaissance éternelle.

DAUGANT,
Tailleur moderne, hautes nouveautés,
32, boulevard Poissonnière, Paris.

— 41 —

Paris, le 28 novembre 1899.

Monsieur le docteur,

Mon mari continue toujours à aller de mieux en mieux. Quel changement en si peu de temps, c'est absolument merveilleux, et cela grâce à vous, Monsieur le docteur ; croyez bien à notre profonde gratitude pour le service rendu. Lorsque nous sommes rentrés à la caserne, lundi dernier, cela a été une surprise générale de voir mon mari revenir bien portant. Mon mari se joint à moi, Monsieur le docteur, pour vous prier de bien vouloir agréer l'expression de notre sincère reconnaissance.

A. X.
115e de ligne, caserne de Lourcine,
37, boulevard Port-Royal.

Ce malade était en traitement au Val-de-Grâce et devait y subir l'*Uréthrotomie externe*, lorsqu'un officier d'administration que j'avais opéré lui donna le conseil de venir me voir, et de ne pas se laisser faire. En trois jours, j'obtenais sa guérison complète par l'Electrolyse, au grand étonnement des médecins de cet hôpital militaire, et cependant, à sa première visite, j'avais pu passer péniblement un fil dans son canal. Sa prostate très malade fut également guérie en trois mois par le traitement organothérapique.

Le 17 décembre 1899.

Monsieur le docteur,

Je me réjouis tous les jours d'être revenu du Tonkin tout exprès pour me faire opérer par vous de mes rétrécissements, et cela malgré le major du régiment qui ne connaît rien certainement à l'Electricité. Je suis complètement guéri, et il était temps d'arriver chez vous, car j'urinais comme un fil. Je vous en dois une fière chandelle. Et dire que je me soignais depuis 15 ans et que je n'ai plus besoin de rien. Comme remerciement, je vous envoie un petit meuble incrusté, je vous prie de l'accepter et de croire à toute ma reconnaissance.

A. X.
Capitaine de recrutement.

Bohain (Aisne), le 2 juin 1900.

Monsieur Bazénerie,

Je me suis sondé hier, le 22 est entré sans gêne aucune. Merci, Monsieur Bazénerie, du bien que vous m'avez fait, je voudrais pouvoir le dire à d'autres qui souffrent, mais malheureusement ce mal ne peut s'afficher. J'ai pu néanmoins donner votre adresse à 5 ou 6 malades dont deux iront vous consulter dans la semaine. Je vous garde donc, Monsieur, une gratitude éternelle et sincère.

B. H.

— 42 —

Ce malade a été opéré par l'Electrolytique uréthrale. Son cas
était très grave, il urinait goutte à goutte, à chaque instant et avec
douleur. Il avait six rétrécissements étroits et très durs. Il est complétement guéri.

Almeira (Espagne), le 13 janvier 1901.

" Succès brillant, anniversaire opération, remerciements sin-
cères. Carabella. "

Je n'avais plus entendu parler de ce malade et j'ai été heureux
de recevoir cette dépêche m'annonçant sa guérison une année
après son opération. Il était atteint d'un suintement uréthral et de
trois rétrécissements très serrés, et très durs.

Le 24 août 1900.

Monsieur le docteur,

Tous les jours, je me félicite, d'être allé vous trouver à Paris,
pour m'opérer de mes trois rétrécissements. Grâce à vous, je
pense être guéri à jamais de cette triste et terrible maladie, et je
vais plus loin, je vous dis que vous m'avez sauvé la vie en m'évi-
tant les souffrances morales et physiques que j'endurais dans ces
derniers temps. Je ne puis donc trop vous remercier et vous prier
de me pardonner mon long silence.

A. X.
Magistrat colonial,
au Sénégal.

NOTA. — J'ai en ma possession plus de quatre cents lettres de
ce genre que je pourrais publier, si le format de ce Traité me le
permettait.

Rétrécissement unique. — Electrolyse linéaire

M. P..., à Paris, homme fort et vigoureux, âgé de 48 ans, est
atteint depuis deux ans d'un rétrécissement de l'uréthre qui l'oblige
à uriner douze à quinze fois par jour, avec des efforts extrêmement
douloureux. Ses urines sont ammoniacales. Pris à l'improviste
d'une cystite aiguë qui augmente encore ses souffrances, il me fait
appeler. J'explore son canal et je constate un rétrécissement très
serré à 14 centimètres du méat. La prostate est normale. Il réclame mon intervention immédiate et je l'opère en présence de
son médecin, mon éminent confrère le D' Vialle, de Paris, cheva-
lier de la Légion d'honneur. J'introduis avec peine, par sa pointe
très effilée, un électrolyseur, et, en une minute, je franchis son
rétrécissement, avec 18 milliampères donnés par 14 éléments.
L'opération est faite à blanc, car je n'ai pas une goutte de sang,
et sans douleur, car le malade déclare n'avoir rien senti. Je lui
passe aussitôt les n°° 19, 20 et 21 de la filière Charrière avec la
plus grande facilité. Puis, je lui remplis la vessie d'eau boriquée

à 8 0/0, qu'il urine devant nous, à sa grande joie, avec un jet fort et bruyant. Ainsi ce canal, dans lequel passait à peine une bougie d'un millimètre, il y a deux minutes, reçoit sans forcer une bougie de 9 millimètres. Ce malade est complètement guéri, et je possède de lui une lettre de remerciements dans laquelle il traite sa guérison de « guérison miraculeuse ».

M. D..., comptable à Paris, vient à mon cabinet me consulter pour une rectite avec perte de sang et chute de la muqueuse rectale. Il me dit aussi qu'il urine souvent, huit ou dix fois par jour, deux fois par nuit, avec des efforts considérables et très douloureux. Interrogé sur ses antécédents blennorrhagiens, il m'accuse une blennorrhagie remontant à deux ans et lui ayant laissé un léger suintement le matin. Je lui explique que les accidents qu'il éprouve du côté du rectum doivent avoir pour cause ses grands efforts pour uriner. J'explore son canal et je constate un rétrécissement de 2 millimètres à 12 centimètres du méat. Je l'opère, le 26 octobre dernier, en présence de mon distingué confrère le Dr Saison, de Paris. En 10 secondes, et avec 18 milliampères fournis par 12 éléments Chardin, je franchis le rétrécissement. Son canal admet aussitôt le n° 20 de la filière Charrière. Ce malade, très nerveux et très affaibli par ses douleurs et ses pertes de sang venant du rectum, déclare avoir senti une *légère piqûre* au moment où j'ai franchi le rétrécissement. L'opération a été faite à blanc, sans une goutte de sang. Le rétrécissement est très bien guéri et le malade urine admirablement et sans le moindre effort. Le rectum va beaucoup mieux et guérira facilement maintenant.

Rétrécissements multiples. — Electrolyse linéaire

M. A... (Henri), cuisinier, demeurant à Asnières (Seine), actuellement à Nice, a eu une blennorrhagie en 1886 étant soldat. Soigné par les moyens ordinaires, cette blennorrhagie existait encore 15 mois après son début, lorsqu'il ressentit les premiers symptômes d'un rétrécissement. En 1888, il est traité de son rétrécissement par les *bougies Béniqué*. Récidive et stricture plus grande quatre mois après la *dilatation*. En 1892, ce malade éprouve de très grandes difficultés à uriner et, se trouvant à cette époque à Marseille, il se fait opérer par l'*Uréthrotomie interne*. Fièvre intense à la suite de l'opération, par infection générale urineuse. Il est obligé de garder le lit 3 mois, pendant lesquels il est exposé à la mort. 2 ans 1/2 après, récidive, le malade urine goutte à goutte avec de très grandes souffrances. Il est devenu impuissant. C'est dans cet état qu'il se rend à mon cabinet. J'explore son canal et je constate deux rétrécissements : un à 14 cent. 1/2 du méat, l'autre à 16, très serrés. La prostate est volumineuse. Le canal est très sensible. Je l'opère le vendredi 29 novembre, en présence d'un médecin anglais, le Dr Poueillon, qui était venu à Paris tout exprès pour me voir opérer. Durée de l'opération, une minute et demie, avec 22 milliampères donnés par 16 éléments. Les deux rétrécissements étaient très durs, presque cornés. De suite après l'opération, je passe une bougie n° 20. Le malade déclare n'avoir rien senti, mais il m'affirme qu'il aura la fièvre, étant sujet à des accès de fièvre intermittente. Je le revois quelques jours après et j'apprends qu'il n'a pas eu une minute de fièvre. Son jet d'urine est gros et sonore, en un mot son canal est et restera guéri. Mais le volume de sa prostate ne lui permet pas de passer dans son canal un autre numéro que le 20. Il passera 21 dans quelques mois, quand sa *prostate* aura repris son volume normal. Ce malade me dit, dans une lettre de remerciement, « qu'il bénit tous les jours la Providence de l'avoir mis entre mes mains ». Il est guéri de son impuissance.

M. P..., à Paris, 32 ans, ingénieur; tempérament éminemment fiévreux et nerveux, constitution médiocre, m'est adressé par mon distingué confrère le D' Lambert, de Paris.

Blennorrhagie remontant à dix ans, deux rétrécissements situés à 3 centimètres du méat et à 13, très serrés. Envies fréquentes d'uriner avec efforts douloureux. Le malade est un urinaire, il sent l'ammoniaque à plein nez. Il se lamente sur son état. Je l'opère, le 14 décembre, par l'*Electrolyse linéaire*, en présence de mon confrère le D' Saison, de Paris, en une minute et demie, sans douleur, sans une goutte de sang, avec 20 milliampères fournis par 11 éléments.

Je lui passe une bougie n° 20 et lui remplis la vessie d'eau boriquée à 3 0/0, qu'il urine aussitôt avec un jet puissant. Ce malade croit rêver de son changement d'état. Je le revois huit jours après, il est toujours aussi étonné d'une guérison aussi rapide et aussi merveilleuse. Je lui introduis le n° 24. Il est complétement guéri.

M. L..., épicier à Saint-Ouen (Seine), 29 ans. Sept à huit mictions par jour peu douloureuses, une seule la nuit; léger suintement le matin au réveil dont il ne peut se débarrasser. Deux rétrécissements, l'un à 14 centimètres du méat, l'autre dans la région prostatique. Je l'opère, le 14 décembre (même jour que le malade ci-dessus), en trente-deux secondes avec 24 milliampères fournis par 18 éléments. Introduction d'une bougie n° 24. N'a pas eu de fièvre, opération merveilleuse. Dix jours après l'opération, la goutte militaire du matin n'existe plus et l'appétit sexuel est revenu. Cette opération a été pratiquée en présence de mon honoré confrère M. le D' Cahen, de Saint-Denis.

M. P... Honoré, 27 ans, mécanicien-dentiste; tempérament faible et nerveux. Blennorrhagie remontant à huit ou dix mois, qui avait été réchauffée sur une vieille *goutte militaire*. Envies d'uriner fréquentes, dix à douze fois par jour, deux ou trois fois la nuit, douleurs continuelles dans le canal avec chatouillement. Rétrécissements *larges* à 12 centimètres 1/2 et à 15 du méat. Je l'opère, le 14 décembre (même jour que les deux malades ci-dessus), en quarante-six secondes, avec 22 milliampères donnés par 14 éléments. L'opération est faite à blanc, sans une goutte de sang, et le malade déclare n'avoir perçu aucune douleur. Je lui introduis une bougie n° 20 et lui fais un lavage antiseptique à l'eau borico-phéniquée. Le malade n'a pas eu de fièvre; il est aujourd'hui complétement guéri de ses rétrécissements et de son écoulement. Les érections sont redevenues normales.

Ce malade confirme ce que je dis dans cette brochure des *rétrécissements larges* qui présentent autant d'inconvénients que les *rétrécissements étroits*.

M. H..., 48 ans, marinier, habitant le département du Nord, est adressé à mon cabinet, le 19 décembre, par son pharmacien. Deux blennorrhagies à 21 ans. Fréquentes envies d'uriner avec efforts non douloureux. L'appétit sexuel est très diminué, les érections sont *molles*. Je trouve à l'exploration de son canal six rétrécissements, un à 2 centimètres du méat, puis à 3, à 5, à 7 1/2, à 12 et à 16, un véritable chapelet. Je l'opère le jour même sur sa demande, en présence de mon distingué confrère le Dr Cortot, de Paris. En deux minutes, je franchis les six rétrécissements avec 24 milliampères donnés par 15 éléments. Je lui introduis un n° 20 et lui fais un lavage antiseptique. Le jet est volumineux et sonore. Le malade, revenu à mon cabinet deux jours après, n'a pas eu la fièvre. Je lui introduis un n° 23 et un peu de sang apparaît au méat. Je lui fais un lavage antiseptique et tout rentre dans l'ordre. Malgré la gravité du cas — six rétrécissements très durs — ce malade va bien et guérira complétement s'il se passe tous les quinze jours, pendant *six mois*, les bougies n°s 18, 19, 20 et 21 coniques olivaires filière Charrière.

———————

M. L..., à Paris, 37 ans, m'est adressé par mon distingué confrère le Dr Dupont, de Paris. Blennorrhagie remontant à 8 mois. Goutte militaire que rien n'a pu guérir. À l'examen microscopique, je retrouve dans le pus de sa blennorrhée le microbe de la blennorrhagie, le gonocoque; 7 à 8 mictions douloureuses par jour, pas la nuit. Deux rétrécissements moyens, l'un à 18 cent. 1/2 du méat, l'autre à 18. Je l'opère le même jour que le malade ci-dessus, le 19 décembre, en présence du Dr Cortot, et je franchis les deux rétrécissements en 22 secondes avec 16 milliampères fournis par 11 éléments Chardin. Une bougie n° 20 est aussitôt introduite dans son canal et une n° 24 dans les séances suivantes. Le malade urine admirablement; sa goutte militaire est guérie.

———————

M. P..., cité Talma, Paris, employé supérieur dans un grand magasin de Paris, 43 ans. Homme fort et vigoureux, a eu une *seule* blennorrhagie dans sa jeunesse. Pour le moment, il urine huit ou dix fois par jour et obligé de se sonder tous les cinq ou six jours. Il y a quinze mois, il a subi, à Necker, l'*Uréthrotomie interne*, pratiquée par le Dr Routier, chirurgien des hôpitaux. La récidive est complète aujourd'hui; il ne passe plus dans son canal que les n°s 11 et 12 de la filière Charrière. Je constate un rétrécissement cicatriciel à 6 cent. 1/2 du méat, un chapelet de 7 cent. à 12, et un autre à 15 cent. Je l'opère en une minute et demie, le 6 janvier, sans douleur, avec 26 milliampères donnés par 27 éléments, en présence de mes distingués confrères les Drs Lucas et Cortot, de Paris. Introduction d'une bougie n° 20 et lavage à l'eau boriquée. J'ai passé, le 20 janvier, le n° 25, et cependant la prostate est restée volumineuse. Ce malade est guéri de ces rétrécissements. Sa prostate reviendra à son volume normal en quelques mois. Satisfaction complète de l'opération.

———————

M. X..., mécanicien, Paris. Jeune homme de 24 ans. Blennorrhagie remontant à six mois. Goutte militaire intarissable. Mictions douloureuses, 6 à 8 par jour, une ou deux la nuit. Deux rétrécissements, un à 15 c. 1/2, l'autre à 17 du méat, ce dernier très serré. Ce malade, qui m'est adressé par M. le Dr Cortot, qui a été émerveillé, est opéré en 45 secondes, le 9 janvier, en présence de sa mère, d'un étudiant en médecine interne des hôpitaux de Paris et du Dr Ollivero, médecin espagnol, avec 18 milli-ampères fournis par 12 éléments. Introduction d'une bougie n° 22, pas de fièvre. Revenu le 14 janvier, j'ai passé le n° 25. Ce malade est guéri de ses rétrécissements sans récidive possible. La goutte militaire a disparu.

———

M. M..., comptable, fils de pharmacien, habitant Argenteuil (S.-et-O.), 30 ans. Blennorrhagie remontant à dix ans. Mictions douloureuses et fréquentes, 8 à 10 par jour, 2 par nuit. Deux rétrécissements à 13 c. 1/2 du méat. Opéré le 11 janvier, en présence de M. le D^r Le Gal, de Paris, venu pour me voir opérer, et qui a été émerveillé. Durée de l'opération, 47 secondes, avec 27 milliampères donnés par 14 éléments. Dureté très grande des rétrécissements. Lavage antiseptique. Introduction d'une bougie n° 20 et nouveaux lavages. M. le D^r Le Gal fait remarquer au malade la différence de volume et de projection de son jet et se déclare conquis à l'Electrolyse linéaire. Le malade n'a pas eu une minute de fièvre, n'a rien senti, n'a pas perdu une goutte de sang. Quatre jours plus tard, je lui ai passé le n° 24. Guérison complète et admirable.

———

M. L...., 46 ans, rentier, habitant le département de l'Indre, m'est adressé le 20 janvier dernier par son médecin. Blennorrhagie remontant à 27 ans, plusieurs fois réchauffée. Rétréci depuis 12 ans, il est atteint de trois fistules urinaires par lesquelles il urine. C'est à peine si quelques gouttes d'urine sortent par le méat. A l'exploration, je ne puis passer qu'une bougie filiforme, que je laisse du reste à demeure pendant 20 heures. Il m'est impossible de me rendre compte du nombre de rétrécissements. Dans tous les cas, ce rétréci est un grand malade, sujet à des accès de fièvre urineuse. Sa maigreur est affreuse, son teint cachectique. A la sortie de ma bougie filiforme, je parviens à introduire le plus petit de mes électrolyseurs et je fais, le 22 janvier, mon opération en 3 minutes avec 28 milliampères donnés par 16 éléments. Ce malade, que je n'avais pu cocaïner, m'a déclaré avoir éprouvé une petite douleur. L'opération s'est faite à blanc sans une goutte de sang. Introduction d'une bougie n° 20, deux lavages antiseptiques coup sur coup. L'eau boriquée introduite dans la vessie est urinée avec un gros jet sonore. Deux jours après, je passe successivement les n°° 19, 20, 21, 22; deux jours encore après, les n°° 21, 22, 23 et 24. Le malade urine sans douleur, son appétit lui est revenu, il ne souffre plus, pas une goutte d'urine ne sort par ses fistules. La guérison des rétrécissements est parfaite; dans 15 ou 20 jours, les fistules n'existeront plus. Ce malade était inopérable par l'Uréthrotomie interne. Il doit la vie à l'Electrolyse linéaire.

———

M. D...., employé de commerce, demeurant rue Ganneron, à Paris, âgé de 45 ans. Première blennorrhagie contractée à Guelma (Afrique), il y a 25 ans. Deuxième blennorrhagie en 1871, soignée à l'hôpital de Constantine. Troisième blennorrhagie remontant à

12 ans. Rétrécissements à 14 centimètres et dans la région prostatique. Opéré le 9 décembre 1882 sous le chloroforme, par un chirurgien de Paris, qui pratique dans ce cas l'Uréthrotomie interne. Récidive complète. Le malade vient me consulter le 1er février. Il souffre beaucoup. Urine douze à quinze fois par jour avec de violents efforts. Atteint d'hémorrhoïdes, il perd beaucoup de sang par le rectum sous l'influence de ses efforts pour uriner. J'explore son canal et je constate un rétrécissement à 3 centimètres du méat, un à 13 et trois dans la région prostatique presque infranchissables. Je l'opère le 4 février, en présence d'un de ses amis et d'un confrère, le Dr Pini, médecin italien. L'introduction de l'électrolyseur demande 20 minutes. Enfin je pénètre et je franchis en 2 minutes les deux premiers rétrécissements. Impossible de franchir les trois rétrécissements prostatiques. Je change d'électrolyseur et avec le même nombre de milliampères, j'arrive à la vessie, sans douleur. Introduction des nos 18, 19, 20, 21. Lavages antiseptiques que le malade ne peut uriner tellement son col de vessie a été contracté par l'électricité. Je le fais uriner par une sonde que je laisse à demeure, parce qu'il est atteint de cystite et qu'il continue, même pendant l'opération, de perdre son sang par le rectum. Six jours après l'opération, bonne miction. *Cas très grave, opération difficultueuse.*

M. D...., agent d'affaires, docteur en droit, 28 ans, habitant Paris, homme fort et vigoureux, mais très nerveux, m'est adressé par un avocat de ses amis que j'avais opéré et guéri d'un rétrécissement. Il accuse une blennorrhagie à 17 ans 1/2 qui a duré 6 mois, malgré les soins du Dr Fournier. Depuis cette époque, c'est-à-dire depuis 10 ans, il est atteint d'une goutte militaire qui redevient verdâtre au plus petit excès. Marié et père de famille, il est d'autant plus affecté qu'il croit avoir contagionné son épouse qui est atteinte d'une salpingite que l'on doit opérer sous peu; il urine assez bien; son jet est cependant un peu diminué de volume et de force de projection. J'examine son urèthre à l'explorateur et je constate deux rétrécissements moyens à 14 c. 1/2 et à 17 c. 1/2 du méat.

Si les troubles urinaires ne sont pas devenus plus graves chez ce malade, c'est que sa vessie est bonne et a conservé toute sa force, ce qui du reste n'aurait pu durer bien longtemps.

Je l'opère le 28 avril, en présence des Drs Saison, de Paris, et Giraud, de Châtelus-Malvaleix (Creuse).

L'opération est pratiquée en une minute et demie avec 21 milliampères donnés par 12 éléments. L'opéré, quoique très pusillanime, n'a rien senti; pas une goutte de sang n'apparaît au méat. Je lui introduis les nos 18, 19, 20, 21 et 22, puis je le lave au permanganate. Je le revois trois jours après, il n'a pas eu une minute de fièvre et a vaqué à ses occupations dès le lendemain. Je le lave deux fois par semaine et enfin, le 29 juin, je le considère comme guéri, car il y a plus d'un mois qu'il n'a rien revu le matin. Les glandes de l'urèthre situées derrière les rétrécissements de ce malade étaient profondément infectées et contenaient des gonocoques en abondance. C'est ce qui explique, chose rare du reste, qu'il a fallu plus d'un mois pour le débarrasser complétement de sa goutte militaire.

M. B...., rentier, 47 ans, vient me consulter de la Provence. Il a été soigné, me dit-il, il y a deux ans, par le Dr Guyon, avec amélioration passagère, d'un rétrécissement spasmodique. Jamais de blennorrhagie, ni de déchirure de la muqueuse de l'urèthre. Fréquentes envies d'uriner au moment des froids humides. Miction normale dans les temps secs et chauds. Légère douleur après le passage du sperme. Parfois il passe dans son canal une bougie n° 10, et le lendemain il peut à peine passer un fil, ou rien du tout. J'explore son canal et je constate un rétrécissement moyen très élastique à 14 centimètres; un autre dans la région prostatique. Je lui propose l'opération que je pratique le 14 février, en présence des Drs Saison et Lavoye, de Paris. En 20 secondes et avec 12 milliampères, je franchis ses deux rétrécissements sans douleur, sans une goutte de sang. Introduction d'une bougie n° 24. Lavages antiseptiques qu'il urine avec un jet énorme et puissant. Contentement du malade, dans le canal duquel le Dr Guyon n'avait jamais pu introduire qu'un n° 14 de la filière Charrière. Le rétrécissement spasmodique n'avait jamais dû exister chez ce malade. Cependant il est juste d'admettre, avec le professeur Verneuil, que les fibres musculaires qui entrent dans la charpente de la muqueuse du canal et dont les contractions par cause réflexe, produisent les rétrécissements spasmodiques, peuvent à la longue engendrer de véritables rétrécissements. Ce cas est très curieux. Je le dédie aux malades qui, se croyant atteints de rétrécissements spasmodiques et négligeant de se faire *électrolyser*, se verront frapper à l'improviste des plus graves complications qu'il sera impossible d'enrayer, et auxquels ils succomberont.

Rétrécissements durs inopérables par l'Electrolyse linéaire et opérés par l'Electrolytique uréthrale

M. X...., restaurateur, 60 ans, homme fort et vigoureux, m'est adressé, le 9 octobre dernier, par mon distingué confrère, le docteur Chanu, du Bas-Meudon (Seine-et-Oise). Première et unique blennorrhagie vers l'âge de 25 ans. Il a été 14 ans militaire et a fait la campagne d'Italie et celle de 1870. Depuis quatre ans, première apparition des troubles urinaires. Il y a 3 ans, première rétention avec accès de fièvre urineuse. Enfin, depuis 8 ou 10 jours, la fièvre urineuse ne le quitte plus. J'explore son urèthre et je trouve un rétrécissement à 12 centimètres du méat, un autre à 17, un troisième au col. Ces trois rétrécissements sont filiformes et très durs. Je l'opère le samedi 10 octobre par l'électrolytique uréthrale avec 10 milliampères donnés par 5 éléments. L'opération a été faite en 2 minutes sans douleur et sans une goutte de sang. Lavages antiseptiques le lendemain de l'opération et les jours suivants. La fièvre urineuse dont il est atteint cesse immédiatement après l'opération. Le cinquième jour, je lui introduis avec facilité les n°s 21 et 22, et, comme sa prostate est volumineuse, je le soumets au traitement organothérapique. Guérison.

M. R..., 35 ans, rentier, homme vigoureux, m'est adressé par M. le Dr Royer, de Paris. Il est atteint de trois rétrécissements filiformes, très durs, et urine goutte à goutte. Je le dilate pendant 4 jours pour pouvoir l'opérer. Le cinquième jour je pratique l'Electrolytique uréthrale. Huit jours après, il était complétement guéri de ses rétrécissements. Ce malade, ayant une prostate dure et volumineuse, est soumis au traitement organothérapique. Je le revois deux mois après, sa prostate est normale.

M, P..., 32 ans, épicier en gros en province, homme petit et délicat, très pusillanime, m'est adressé par mon distingué confrère le Dr Paul Trintignan, de Paris. Il est gravement malade, a eu plusieurs accès de fièvre urineuse, deux ou trois hématuries abondantes. Son uréthre fournit à l'explorateur huit rétrécisséments. C'est un véritable escalier. Je prépare son uréthre pendant 3 jours et je pratique l'Electrolytique uréthrale. Immédiatement après l'opération je lui mets une sonde à demeure pour 48 heures. Le huitième jour je le sonde et j'introduis sans peine le n° 22. Sa vessie et sa prostate sont atteintes, je le soumets au traitement médical organothérapique et trois mois après j'ai la satisfaction d'apprendre sa guérison parfaite.

M. F..., 48 ans, homme fort et vigoureux, ancien officier retraité, m'est adressé par le docteur Augis, professeur à l'Ecole de Médecine de Tours. Il est atteint de trois rétrécissements très serrés, sa prostate est grosse et dure. Je pratique l'Electrolytique uréthrale après 2 jours de dilatation, je lui mets une sonde à demeure pour 48 heures et le cinquième jour je lui introduis un numéro 24. Ce malade est guéri, il est venu pendant l'Exposition avec sa femme me remercier et me féliciter.

M. D..., 52 ans, employé de commerce, m'est adressé par M. le Dr Lambert, de Paris. Il est atteint de cinq rétrécissements serrés. Je pratique l'Electrolytique uréthrale séance tenante, douze jours après il est complétement guéri.

M. Q..., propriétaire à Nononcourt (Eure), 40 ans, homme fort et vigoureux, n'a jamais eu de blennorrhagie, jamais de chancre, mais il a perdu du sang par l'uréthre pendant des marches forcées au Tonkin où il faisait campagne. Son jet d'urine est faible et sans force de projection. Son appétit sexuel est nul. J'explore son uréthre et je constate un rétrécissement très serré, très dur en arrière du bulbe. Sa prostate est énorme, hypertrophiée et congestionnée. Ce cas est très curieux à cause de la grosseur de la prostate rare à cet âge, mais dont l'hypertrophie et la congestion ont pour cause le rétrécissement. Je l'opère le 14 novembre 1896, en présence de mon confrère le docteur Servin, des Lilas, par l'électrolytique uréthrale en 3 minutes et avec 14 milliampères fournis par 10 éléments. Après l'opération, qui s'est faite sans douleur et avec deux gouttes de sang à peine, j'ai largement lavé le canal à l'eau borico-phéniquée. Le malade n'a pas eu de fièvre. On passe actuellement avec facilité dans son uréthre une bougie n° 24. Sa prostate est en voie de guérison.

M. Z...., 56 ans, caissier-comptable, m'est adressé par mon confrère M. le docteur Dumouly, de Levallois-Perret. Première blennorrhagie remontant à l'âge de 19 ans, qui a duré six mois, la deuxième à 24 ans qui a duré également six mois. Envies fréquentes d'uriner et émission douloureuse et goutte à goutte de l'urine. Accès fréquents de fièvre urineuse. J'explore son urèthre et je ne puis y passer qu'un fil avec beaucoup de difficultés. Il y a un véritable escalier de rétrécissements dans son canal. Je l'opère en présence de mon confrère le docteur Déperret-Muret, de Paris, par l'électrolytique uréthrale en 3 minutes et sans une goutte de sang avec 15 milliampères fournis par 10 éléments. Immédiatement après l'opération j'introduis une sonde pour remplir la vessie d'eau borico-phéniquée tiède, et un flot de pus — un demi-verre environ — sort par la sonde. Je lave l'urèthre en faisant uriner le malade dont la vessie est chargée de liquide antiseptique, et à cause du pus j'installe une sonde à demeure pour 72 heures. Je continue de laver la vessie deux fois par jour. Opération difficultueuse et grave. Le malade serait certainement mort de l'uréthrotomie. L'électrolytique uréthrale lui a sauvé la vie ; il était temps. Guérison parfaite et sans fièvre.

M. A...., imprimeur à Paris, m'est adressé par son médecin, mon savant confrère le docteur Marié, docteur ès-sciences, docteur en médecine. Les mictions de ce malade sont difficiles depuis 1886. A partir de cette époque le jet va toujours en diminuant de volume et de force de projection. Tous les jours cet état morbide s'accentue. Le mercredi 3 février dernier, j'examine son urèthre et il est rétréci au point de ne pouvoir y passer qu'un fil et encore avec temps et difficulté. Je le dilate avec des fils de plus en plus gros et je l'opère assisté de M. le docteur Marié, le lundi 8 février 1897, par l'électrolytique uréthrale avec 16 milliampères fournis par 8 éléments. L'opération a été faite sans douleur et a donné 3 ou 4 gouttes de sang. J'installe une sonde à demeure pour 48 heures et je pratique des lavages antiseptiques matin et soir. Le malade n'a pas eu de fièvre et urine d'un jet superbe. Quinze jours après je lui introduis facilement dans l'urèthre une bougie n° 23. Le malade devra continuer à se sonder pendant six mois tous les 15 ou 20 jours et sa guérison est assurée. Sa prostate qui était volumineuse a déjà rétrocédé sous l'influence du traitement organothérapique. Félicitations du malade et de son médecin sur la facilité et l'inocuité de mon opération dans un cas aussi grave.

Pour les observations de guérisons de rétrécissements larges avec écoulements anciens, le lecteur devra se reporter page 123 et suivantes au chapitre spécial intitulé : Rétrécissements larges et écoulements anciens.

HYPERTROPHIE DE LA PROSTATE

Description. — La prostate est un organe glandulaire, ressemblant comme forme à une *châtaigne*, et présentant, comme elle, une base, un sommet, deux faces latérales, une face antérieure, une face postérieure. La *base* entoure le col de la vessie, et reçoit l'extrémité antérieure des vésicules séminales et des canaux déférents. Le *sommet* s'étend jusqu'à la limite de la région membraneuse de l'urèthre. Les *faces latérales* sont en rapport avec le releveur de l'anus. La *face antérieure*, séparée des os du pubis par un intervalle de trois centimètres environ, donne passage au canal. La *face postérieure* repose sur la paroi antérieure du rectum, ce qui permet de l'explorer avec l'index introduit dans l'anus. La prostate occupe toute la région prostatique de l'urèthre, dont j'ai donné la description, page 12, et qu'il sera bon d'avoir présente à l'esprit.

Structure. — La prostate se compose d'une trentaine de glandes en grappes qui débouchent isolément dans le canal, de tissu musculaire à fibres lisses et striées, de tissu cellulaire, de l'utricule prostatique près de laquelle aboutissent les canaux éjaculateurs, de vaisseaux et de nerfs, le tout enveloppé par une coque fibro-musculaire, dite *capsule prostatique*. M. Farabœuf, professeur d'anatomie à la Faculté de Médecine de Paris, l'a très justement définie en disant : « C'est un muscle farci de glandes. » Cette définition est à retenir, car elle donne à elle seule, comme on le verra plus loin, la conception exacte de sa double fonction.

Circulation. — La circulation de la prostate est fort riche et mérite d'attirer particulièrement l'attention, à cause des congestions redoutables et fréquentes auxquelles cet organe est exposé. Ses artères sont fournies par les *artères vésicales inférieures* et *hémorrhoïdales* moyennes. Ses veines se jettent dans l'*enchevêtrement reineux* dit *plexus reineux* qui l'entoure de tous côtés, et dans le plexus sous-muqueux de l'urèthre et du col vésical. Le développement du plexus sous-muqueux de la région prostatique est en raison directe de l'âge, et est souvent considérable. C'est lui qui est l'origine de ces hémorrhagies abondantes qui succèdent, à un moment donné, à de menues déchirures de la muqueuse, « c'est un lac cloisonné de sang noir dans lequel baigne la prostate et où aboutissent, comme dans un carrefour commun, en avant les veines de l'urèthre, en arrière les veines hémorrhoïdales. » (Duplay et Reclus.)

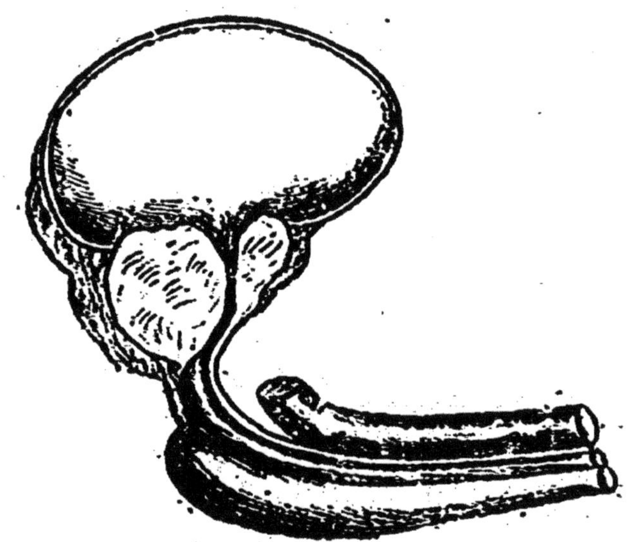

Figure 6, dessinée par l'auteur

Légende. — Coupe d'une hypertrophie totale de la prostate

Physiologie et état morbide. — Les fonctions physiologiques de la prostate sont urinaires et génitales. En effet, d'une part, par son muscle, elle sert de régulateur dans l'émission de l'urine, si bien que son état a une influence considérable sur la santé, puisqu'elle commande aux fonctions urinaires. D'autre part, ses glandes sécrètent un liquide filant, légèrement *laiteux*, qui est déversé dans l'urèthre seulement au moment de l'éjaculation. Ce liquide peut aussi s'échapper des glandes sous l'influence de l'inflammation, ou de l'hypertrophie, et déterminer un véritable écoulement prostatique. La prostate, rudimentaire chez l'enfant, s'accroît subitement à l'époque de la puberté ; elle atteint son complet développement à 25 ans et pèse alors de 19 à 20 grammes. Dès cette époque, « il se dépose dans ses glandes de *petites concrétions* arrondies, dont le nombre et le volume s'accroissent avec l'âge ». Quand ces concrétions sont petites, elles sont entraînées dans l'urèthre par le liquide prostatique, mais quand leur volume est supérieur à la dimension des canaux des glandes, elles y restent emprisonnées et continuent de s'y accroître sur place.

La prostate est divisée, par deux sillons, en trois lobes : lobe droit, lobe gauche, lobe moyen. A partir de 45 à 50 ans, elle augmente de nouveau de volume, c'est-à-dire s'hypertrophie. Cette hypertrophie peut être totale ou partielle, selon qu'elle envahit les trois lobes, ou un ou deux seulement. Mais ce développement a une limite au-delà de laquelle on devient prostatique et par conséquent affligé de troubles très graves des voies urinaires, souvent incompatibles avec la vie. Il n'est pas rare de voir des prostates acquérir le volume d'une mandarine ou d'un œuf d'oie et peser 150 à 200 grammes. A l'état normal la prostate est *souple et exsangue*. Mais si, pour une cause ou une autre, elle est atteinte d'inflammation, alors les vaisseaux qui la traversent se gorgent de sang, elle devient dure et grosse et tout l'arbre urinaire se ressent de ce contre-coup.

Modifications de l'urèthre et de la vessie. — Les modifications apportées dans la région prostatique de l'urèthre et dans la vessie par l'hypertrophie de la prostate sont considérables et suffisent à elles seules pour expliquer presque tous les accidents urinaires des prostatiques. Ce n'est pas l'hypertrophie totale qui déforme le plus la région prostatique du canal, mais bien l'hypertrophie partielle ; ce ne sont pas non plus les plus grosses prostates qui produisent les plus grands troubles dans l'émission de l'urine, mais le plus souvent des prostates légèrement hypertrophiées, et très dures. Il est très fréquent de rencontrer des vieillards à prostate énorme qui n'en sont pas le moins du monde incommodés, et qui vident très bien leur vessie.

L'hypertrophie prostatique peut se développer du côté de l'urèthre, c'est-à-dire sur la face antérieure, ou du côté du rectum sur la face postérieure, cas le plus fréquent. Il résulte de ce fait que la région prostatique de l'urèthre est *déformée*, et considérablement *allongée*. De 25 à 30 millimètres, elle peut acquérir de 4 à 10 centimètres de longueur, et nécessiter ainsi l'emploi de sondes longues

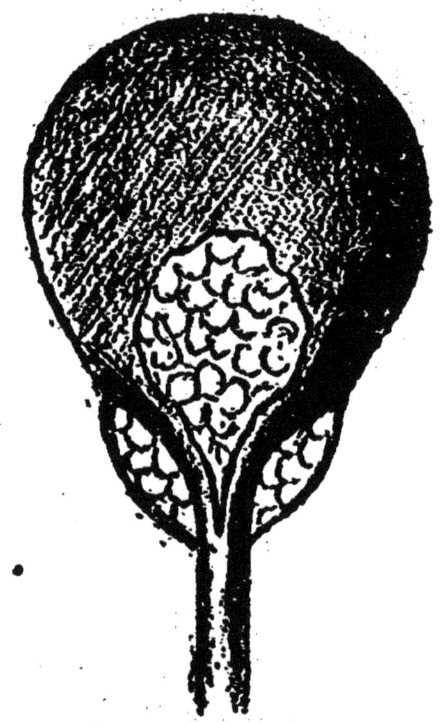

Figure 7, dessinée par l'auteur

LÉGENDE. — Coupe de l'hypertrophie du lobe moyen de la prostate en croupion de poulet dans la vessie

de 35 à 40 centimètres pour vider la vessie. D'un autre côté, la paroi antérieure du canal étant restée normale, se trouve plus courte et la direction de l'urèthre se trouve ainsi *déviée*. Si l'hypertrophie porte sur le lobe droit, l'urèthre prostatique est déviée à gauche ; si elle porte sur le lobe gauche, il y a déviation à droite ; enfin si les deux lobes latéraux sont hypertrophiés et ne se correspondent pas, l'urèthre prend la forme d'un S renversé ∽. Quand c'est le lobe moyen qui est hypertrophié, cas de beaucoup plus fréquent, il soulève en *croupe*, en *dos d'âne* la paroi inférieure de l'urèthre, en détermine l'allongement et lui donne la forme d'un Y. Souvent aussi le lobe moyen fait saillie en *croupion de poulet* dans la vessie en arrière du col et quelquefois en barre — *barre prostatique* — ou en éventail. Quant au calibre du canal, tantôt il est resté normal, tantôt il est augmenté, tantôt encore il est resserré, au point qu'il semble que la sonde chemine entre deux murailles pour arriver à la vessie. Il n'est pas douteux, dans ce dernier cas, que l'on se trouve en présence d'une hypertrophie de la face antérieure des deux lobes latéraux.

Du côté de la vessie, l'hypertrophie de la prostate détermine la formation d'un *bas fond vésical* considérable, par soulèvement du trigône, et où l'urine stagnante subit souvent la transformation ammoniacale. Il s'y forme des colonnes épaisses, véritables hernies de la muqueuse. Ses parois s'épaississent, s'hypertrophient à la longue et se paralysent. Ses veines, devenues variqueuses et dilatées, communiquent largement avec le plexus prostatique, et il découle de ce fait que toutes les congestions qui frappent la vessie ont un retentissement sur la prostate.

Symptômes. — L'évolution de l'hypertrophie de la prostate peut être divisée en trois périodes. *Première période* ou *période prémonitoire, deuxième période* ou *période d'état, troisième période* ou *période de rétention* avec *distension* de la vessie. Quoique cette division soit loin de répondre à tous les cas, car bien souvent les périodes se confondent, il est bon de la conserver pour donner plus de netteté et plus de précision à la description des symptômes. Je tiens encore à faire remarquer que si les symptômes ne sont pas toujours en rapport avec la période de la maladie, ils peuvent différer beaucoup aussi suivant la nature de l'hypertrophie.

Première période ou période prémonitoire. — Les symptômes de cette période sont très variables, mais il en est cependant qui ne laissent aucun doute dans l'esprit du malade et du médecin. Tels sont les besoins fréquents d'uriner pendant la nuit, et surtout dans la seconde moitié de la nuit, vers 2, 3, 4, 5 heures du matin; ou bien ces besoins fréquents d'uriner ne se montrent qu'à l'heure du *lever* et pendant la *toilette*. Le jour, quand la maladie n'est pas très avancée, les mictions sont normales; mais il faut noter que la quantité d'urine émise la nuit est souvent le double de celle émise le jour. L'émission de l'urine est non seulement fréquente la nuit, mais elle est aussi en retard. Le malade est longtemps à attendre les premières gouttes d'urine, et plus il fait d'efforts, plus il met d'obstacle. Ce n'est qu'après avoir fait quelques pas dans sa chambre qu'il peut uriner. D'autres doivent prendre certaines positions et se mettre debout, à genoux accroupis. Le jet, souvent déformé, n'a pas de portée et s'arrête pendant la miction. Les urines tombent de la vessie au lieu d'être lancées. L'urine souvent très claire, au lieu de former l'arcade en sortant, tombe perpendiculairement entre les jambes, de sorte que les malades urinent sur leurs souliers. Après la miction, il peut rester dans le canal une sensation pénible de brûlure, de cuisson. Enfin joignez à cela un sentiment de pesanteur au périnée, souvent accompagnée de douleurs abdominales qui cessent après l'émission de l'urine, des irradiations nerveuses dans le haut des cuisses et les ailes du ventre, une diminution notable de l'appétit, de mauvaises digestions, un sommeil troublé par des érections souvent douloureuses, de la constipation opiniâtre, des hémorrhoïdes et vous aurez à peu près le tableau complet de cette période de début.

Deuxième période ou période d'état. — Dans cette période aussi nommée *période confirmée*, les troubles urinaires que je viens d'énumérer s'accentuent davantage, et existent non seulement la nuit, mais aussi le jour. D'ordre dynamique et de nature congestive qu'ils étaient, les symptômes deviennent mécaniques. En effet, « l'obstacle apporté par l'hypertrophie de la prostate et l'affaiblissement du muscle vésical se traduisent par la retenue des urines; la vessie est désormais incapable de suffire à ses fonctions. » (*Chirurgie*, Duplay et Reclus), et de ce fait la *rétention d'urine* fait son apparition. Elle peut être complète, c'est-à-dire que le malade ne peut émettre une seule goutte d'urine sans la sonde; ou incomplète, c'est-à-dire que les malades ne vident leur vessie qu'incomplètement. Enfin elle peut être aiguë, brusque, passagère ou chronique, et nécessiter la sonde *à perpétuité*. L'appétit diminue encore, les digestions deviennent plus difficiles, la constipation augmente aussi, de même que les hémorrhoïdes. Le plus petit écart de régime congestionne la prostate et la vessie, et détermine des accidents de haute intensité.

Troisième période. — Outre une accentuation considérable de tous les symptômes généraux, cette période se distingue très nettement des deux autres par la *rétention* avec *distension* de la vessie. Le prostatique ne pisse plus que par regorgement et est devenu *incontinent*. Mais, parmi les prostatiques incontinents, il faut en distinguer deux variétés. « Les uns ne sont atteints que *d'incontinence fausse;* ils éprouvent un besoin subit et pressant « auquel ils ne sauraient résister », disait Civiale; à peine s'est-il fait sentir, que déja l'urine s'échappe du méat et mouille les vêtements; la vessie est intolérante, irritable, parfois enflammée par une cystite du col, mais elle reste vide; c'est, si l'on veut, *l'incontenance vésicale* et non de *l'incontinence.* Le malade ressent l'envie d'uriner, il a conscience du liquide qui traverse le canal. » (Émile Forgue.) Les autres, « à l'inverse de cet état où la vessie ne peut retenir, sont atteints de *l'incontinence vraie* des prostatiques, comme le dit Thompson, l'état où la *vessie retient trop.* En effet, l'urine s'accumule dans la vessie inerte, la distend, force le col et se donne ainsi issue goutte à goutte. Il y a donc, dans ce cas, *rétention, distention* et *incontinence.* Les premiers temps, cette incontinence arrive la nuit, pendant le sommeil; elle est inconsciente, mais elle ne tarde pas à apparaître le jour, désolant le malade et lui rendant toute occupation impossible. A partir de ce moment les complications vont se dérouler avec une effrayante rapidité. La fièvre urineuse apparaît, tantôt franche, tantôt insidieuse. Les troubles digestifs deviennent constants. « L'état d'urinémie s'accentue : la langue est empâtée et collante, la bouche sèche, la soif vive. Un pas de plus, et le malade devient « un grand urinaire » : la langue, sèche et rouge, se rôtit; faute de salive, la mastication est incomplète; l'état de dysphagie buccale de Guyon se dessine; le malade ne peut manger le pain et perd l'appétence pour la viande... Les lombes endolories disent la souffrance des reins; la fièvre la souligne; la pâleur jaune du teint, l'amaigrissement, la sécheresse de la peau, expriment *l'empoisonnement urineux.* » (*Chirurgie,* Duplay et Reclus.)

Complications. — Il existe chez le prostatique un état de congestion permanente de l'appareil urinaire tout entier qui se trouve, ainsi que je l'ai déjà exposé, à chaque instant sous le coup de l'hémorrhagie ou de l'inflammation. *L'hémorrhagie* se révèle par un pissement de sang,

« *hématurie* », plus ou moins abondant. L'hématurie peut être spontanée, ou produite par le cathétérisme même le plus prudent. Quelquefois aussi, elle est due aux efforts de la défécation, à un écart de régime, à un refroidissement. Elle peut succéder à une *évacuation* trop rapide de la vessie par la sonde et cette dernière forme est de beaucoup la plus grave. Rarement mortel par lui-même, ce pissement de sang répété épuise le prostatique, l'affaiblit considérablement et avance ses jours. La *cystite* est une complication des plus fréquentes et des plus graves. Elle se traduit par des besoins incessants d'uriner, souvent accompagnés d'efforts douloureux. La sortie des dernières gouttes d'urine procure des épreintes intolérables, résultat d'un spasme qui s'étend de la vessie à l'urèthre et à l'anus. C'est le spasme *anal vésico-uréthral*. Ce spasme se traduit même quelquefois dans la vessie vide. La cystite est de nature infectieuse. Elle peut être spontanée; dans ce cas l'entrée du microbe infectieux se fait sous l'influence d'une inflammation occasionnée par un excès de régime, un abus sexuel, ou une poussée inflammatoire du côté des plexus veineux de l'arbre urinaire. Enfin elle peut être provoquée, c'est-à-dire que l'infection peut être apportée dans une vessie déjà malade par un sondage pratiqué en dehors des règles de *l'asepsie* la plus rigoureuse. La cystite peut être aiguë ou chronique. Dans la cystite aiguë, les besoins d'uriner apparaissent fréquents, impérieux et extrêmement douloureux. Les urines deviennent troubles, ammoniacales, purulentes, la fièvre s'allume. Puis, après quelques jours d'un état stationnaire, les phénomènes s'amendent petit à petit et tout rentre dans l'ordre. Mais si, au lieu de s'amender, les symptômes persistent, la cystite devient alors chronique. Le catarrhe purulent, avec ses glaires ammoniacales, fétides et sanguinolentes, s'installe en maître dans la vessie qui devient ainsi un véritable marécage. A partir de ce moment, la résistance du prostatique devient de plus en plus précaire, l'inflammation par ascendance va gagner le rein et bientôt apparaîtront des accidents urinaires rapidement mortels. En effet, les reins s'endolorissent et suppurent — néphrite purulente — « la langue se sèche, la soif est vive, le malade tombe dans le coma et meurt d'urinémie. »

Marche, durée. — La marche de l'hypertrophie de la prostate varie beaucoup selon les sujets. Comme je l'ai expliqué, la division en trois périodes n'est pas applicable à tous les cas, et les symptômes sont loin de présenter la régularité de la description admise. J'ai vu souvent l'entrée dans la vie prostatique se faire par un accès de rétention aiguë décrite dans la deuxième période ; d'autres fois, la première et la deuxième période passent inaperçues et la scène s'ouvre par *l'incontinence d'urine vraie ou fausse*, qui est le symptôme dominant de la troisième période. Enfin, il ne faut pas oublier que, sous l'influence de la sclérose des voies urinaires, tous les troubles fonctionnels peuvent éclater avec une prostate normale. La durée de l'hypertrophie de la prostate, de même que celle de chacune de ses périodes, est très variable. Comme le dit le Dr Guyon, « elle est remarquablement longue dans son évolution. » Mais une fois bien établie, si l'on n'intervient pas, elle a plutôt de la tendance à parcourir rapidement ses différentes phases et à précipiter la terminaison fatale.

Histoire. — L'histoire de l'hypertrophie de la prostate peut être divisée en trois périodes. — La première période, malgré les travaux de Lacuna (xvie siècle), de Riolan (xviie siècle), de Bartholin, de Santorini, de Morgagni, est résumée tout entière dans cette appréciation de Samuel Cooper : « Il me semble préférable de confesser que l'Étiologie de cette affection est inconnue ». — La seconde période qui s'étend jusqu'en 1850 voit régner la même incertitude dans l'esprit de Desaux, de Boyer, de Petit et n'entre dans une ère de progrès réel qu'avec Leroy d'Étiolles, Amussat, de Caudmont, de Civiale et de Mercier. Et ce dernier chirurgien concluait même en disant : « de toutes les causes invoquées par les auteurs (âge, vie sédentaire, abus ou abstinence de coït, excès alimentaires, alcoolisme, syphilis, uréthrites chroniques, masturbation, etc., etc.,) il n'en est aucune dont le rôle soit démontré » ; et en effet, ajoutait-il, « de paisibles habitants de la campagne qui n'ont jamais approché de la coupe empoisonnée ; de pieux ecclésiastiques qui n'ont jamais enfreint leurs vœux de chasteté ; Forgethil, ce célèbre médecin de Londres, qui n'avait jamais eu de commerce avec les femmes, pourquoi en ont-ils été victimes ? » — La troisième période, ou période actuelle a donné naissance à la Théorie de l'artério-sclérose ; à la théorie glandulaire ; et enfin à la théorie des strictures uréthrales déjà soutenue par Civiale, le plus grand spécialiste urinaire de son époque, et que *j'ai reprise* et *im-*

posée tout au moins pour la majorité des cas d'hypertrophie, avec des arguments irréfutables.

Etiologie. — Si nous passons en revue, et si nous étudions sans parti pris, les différentes causes incriminées, nous pourrons ainsi apprécier chacune d'elles, et comme conséquence arriver à une thérapeutique raisonnée et fertile en résultats pratiques.

L'âge a une très grande importance, mais ne peut être qu'une cause prédisposante, « car combien y a-t-il de vieillards, dit Moreau-Wolf dans son traité, qui sont jeunes par la prostate, et de jeunes gens qui sont de véritables vieillards eu égard au volume de cette glande ».

La vie sédentaire en déterminant une congestion pour ainsi dire chronique du petit bassin peut aussi être considérée comme cause prédisposante, car elle produit à la longue de la prostatite chronique, d'où hypertrophie.

« Les abus alimentaires de toutes sortes, l'ingestion d'une trop grande quantité de liquides, même peu alcoolisés, l'alcoolisme surtout rentrent dans l'étiologie très généralement admise de l'hypertrophie sénile de la prostate. L'intoxication tabagique est à rapprocher de l'alcoolisme avec lequel elle coïncide le plus souvent, comme avec les excès alimentaires ou vénériens. » (Ce qui prouverait que le tabac a une action réelle, et pour ainsi dire déterminante, c'est que j'ai entendu bien souvent des prostatiques me dire et entre autres un de mes amis, le grand artiste pianiste Fritz, qu'ils ressentaient des poussées prostatiques douloureuses lorsqu'ils avaient fumé plus que de coutume.)

Toutes les maladies infectieuses, alors même qu'elles ne se localisent pas sur la prostate pour déterminer l'apparition d'une prostatite aiguë ou chronique, sont facilement retrouvées chez les malades porteurs d'une hypertrophie sénile.

Il faut accorder toutefois une mention spéciale à la syphilis, en faisant aussi cette réserve qu'elle peut être l'origine d'états glandulaires chroniques dont il n'y a d'ailleurs que deux observations absolument probantes. (*Qu'il me soit permis en passant d'ajouter à ces deux observations neuf nouveaux cas observés par moi dans les nombreux prostatiques que j'ai soignés dans ma carrière déjà bien longue.*) Plus actives seraient peut-être certaines dispositions héréditaires et surtout familiales quelle que soit d'ailleurs l'interprétation de leur influence morbide ; nous voulons parler de l'arthritisme, et tout ce qui s'y rattache, la goutte par exemple.

Si on examine les excès génitaux on voit qu'ils sont de deux sortes : Les excès par exagération de coït et les excès en moins ou excès par abstinence. Cette expression un peu contradictoire rend bien notre idée. En effet, l'abus du coït amène une congestion fréquente, un véritable surmenage de la prostate, et du surmenage d'un organe à son hypertrophie la transition est naturelle. Si, au contraire, pour une cause quelconque, un homme dans la période d'activité sexuelle supprime, le coït, de deux choses l'une : ou bien la suppression est normale chez lui, parce qu'il n'a que peu d'érection, ou bien elle est anti-physiologique parce qu'il a des érections, mais ne veut pas les satisfaire ; et plus il s'y oppose à l'évacuation de ses glandes prostatiques, plus les substances qui s'y accumulent produisent une irritation et une congestion de la prostate.

Si nous envisageons maintenant les écarts génitaux comme causes de congestions répétées de la glande, nous voyons que la masturbation produit une action analogue à celle de l'abus du coït et que, au contraire, les érections prolongées, et le coït incomplet ont des conséquences semblables à celles de l'abstinence. Or, il n'est rien de si fréquent que les érections prolongées, et que le coït incomplet (Reliquet) ; ce dernier, qui est pratiqué couramment da ns le but d'éviter la fécondation, n'amène en effet qu'une évacuation incomplète des glandes prostatiques. — On a incriminé aussi l'équitation qui produit des traumatismes répétés de la glande ». (*Dans cet ordre d'idée, on doit faire une large part à la bicyclette et surtout au tricycle à moteur.*) (Reliquet Thèse, 8 janvier 1900.)

Les concrétions prostatiques dont j'ai parlé à l'article physiologie peuvent être mises en ligne directe. Sappey, le plus grand anatomiste français du XIXᵉ siècle, les a toujours considérées comme produisant l'hypertrophie ; et Testut, actuellement professeur d'anatomie à la Faculté de médecine de Lyon, dans son excellent traité d'anatomie, ne craint pas de dire : « La prostate tout entière augmente naturellement de volume, au fur et à mesure que ces concrétions s'accroissent, et l'on comprend qu'un pareil processus constitue un facteur important dans le mode de production de l'hypertrophie de la prostate. »

Quant à la théorie de l'artério-sclérose, je ne puis.

comme la plupart des chirurgiens actuels, la rejeter d'une façon absolue, et je suis d'avis qu'elle a une part de nocivité dans l'étiologie de l'hypertrophie sénile de la prostate, et que dans bien des cas elle a été une cause déterminante. Il est évident que l'école de Necker a exagéré les faits en les rattachant tous à cette cause unique, et c'est bien là en vérité une preuve absolue et irréfutable de l'entêtement de son chef. L'artério sclérose est, d'une façon générale, l'apanage de la vieillesse, si bien que sir Benjamin Brodie a pu émettre l'axiome suivant : « Quand les cheveux deviennent gris et rares, quand les dépôts athéromateux envahissent les tuniques artérielles, quand il se forme une zone blanche au pourtour de la cornée, à la même époque la prostate, d'ordinaire, s'accroît de volume. »

Comme je l'ai dit plus haut, cette théorie ne doit pas être généralisée. On sait, en effet, que parmi les vieillards, beaucoup ne sont pas atteint d'artério-sclérose ; d'autre part, j'ai démontré que beaucoup d'artério-scléreux ne deviennent jamais prostatiques et que parmi les prostatiques, le nombre des artério-scléreux était très restreint. Enfin, on a souvent l'occasion de rencontrer des prostatiques jeunes, à artères dures, vieillis par les excès, l'arthritisme ou l'alcool. Quand l'artério-sclérose existe chez un urinaire, elle affecte, à des titres différents, les différentes portions de l'arbre urinaire et à défaut d'hypertrophie prostatique, elle détermine des troubles fonctionnels de la miction. En effet, la vessie devenue scléreuse, c'est-à-dire épaisse et dure, se vide mal et ne se défend plus contre la distension ; ou alors elle se ratatine, c'est-à-dire diminue de capacité et laisse s'installer l'inflammation chronique caractérisée par des émissions fréquentes d'urine souvent douloureuses. Le rein lui-même, en état de congestion continuelle, fournit davantage d'urine, devient douloureux et fait de la néphrite. Il est évident que ces derniers accidents peuvent exister aussi chez des urinaires qui ne sont pas atteints d'artério-sclérose et alors on voit à quoi est réduite cette théorie.

La théorie glandulaire invoquée par Voillemier et Ledentu en 1881 et reprise par Reliquet et Guépin, place le point de départ de l'hypertrophie prostatique et localise les lésions causales dans les glandes elles-mêmes de la prostate.

D'après cette théorie, la prostatite sénile serait de nature, d'origine et d'évolution glandulaire. Les causes

de l'hypertrophie seraient, d'après M. Guépin : « 1° locales et non inflammatoires, stagnation des sécrétions
dans les glandes dilatées ; 2° locales et inflammatoires,
prostatites surtout chroniques ; 3° générales, sénilité due
à l'âge, aux excès, aux maladies, aux intoxications ».
Cette théorie est très séduisante, il faut le reconnaître,
mais on est en droit de lui faire de nombreux reproches.
D'abord, le plus grand tort a été de la généraliser, et puis
elle n'est basée sur aucun principe, car ce que l'on prend
pour des causes déterminantes ne sont, à mon avis que
les effets d'autres causes que je vais étudier dans la théorie des strictures uréthrales.

Théorie des strictures uréthrales ou rétrécissements uréthraux.— Cette théorie est de Civiale,
le plus grand spécialiste urinaire de son temps. Comme
toutes les autres, elle a été vivement attaquée, car cet
auteur était tombé dans les mêmes excès que les autres, il
avait eu le tort de vouloir l'appliquer à tous les cas. Comme
à cette époque on n'avait aucune notion sur les *rétrécissements larges,* elle se trouvait restreinte à quelques cas
particuliers et était en effet très contestable comme théorie
générale. Reprise par moi il y a déjà six ans, mise à point
et expliquée d'après les nouvelles données scientifiques,
on peut dire qu'elle réunit, à quelques exceptions près,
l'unanimité des chirurgiens français et étrangers. L'expérience que j'ai acquise dans ces dernières années de pratique, les nombreuses statistiques que j'ai soumises au
monde médical, me permettent d'affirmer que la moitié
au moins des prostatiques sont des rétrécis. En effet, si
l'on interroge avec soin les prostatiques, on arrive bien
vite à découvrir que la moitié au moins se sont trouvés à un
moment donné de leur vie à remplir les conditions favorables au développement de rétrécissements de l'urèthre.

Mais au lieu d'évoluer rapidement, ces rétrécissements
ont évolué avec une lenteur extrême et sont toujours restés
à l'état de rétrécissements larges, or nous savons, comme
je l'ai dit à la page 10 et comme j'ai été un des premiers
à l'enseigner, que les rétrécissements larges occasionnent
à la longue les mêmes troubles urinaires que les rétrécissements étroits, je devrais même dire plus graves, puisqu'ils sont plus tardifs. En effet ces rétrécissements sont
méconnus la plupart du temps par ceux qui en sont atteints
et passent inaperçus jusqu'au jour où les troubles fonctionnels que l'hypertrophie prostatique occasionnent,

attirent les premiers l'attention. Dès lors, il est facile de comprendre la marche de l'hypertrophie prostatique. Dès le début et pendant longtemps, le muscle vésical surmené par le surcroît de travail que nécessite la dilatation du rétrécissement large ou étroit, pour l'émission de l'urine, met en action les fonctions régulatrices du muscle prostatique, qui alors, comme tous les muscles en grande activité, se congestionne, devient dur et se développe. De même aussi les rétrécissements sont une cause de stagnation d'urine, d'où *prostatite chronique* ; d'autre part, sous la même influence, il se fait de l'inflammation des glandes de la prostate, puis de la dilatation par rétention de leur liquide et comme conséquence, de l'hypertrophie prostatique. Enfin, il existe toujours, derrière un rétrécissement large, des fissures où il s'établit par irritation continuelle une suppuration suffisante pour infecter à la longue la prostate et y déterminer une congestion chronique, d'où hypertrophie prostatique.

Il est facile de se rendre compte, par ce qui précède, que j'avais raison de dire que la *théorie glandulaire* devait être considérée comme une théorie secondaire, et que ses auteurs confondaient la cause et l'effet, car je viens de prouver que le rétrécissement large pouvait, le plus souvent, être accusé. Je pourrais m'étendre plus longuement et fournir d'autres preuves non moins probantes, mais il faudrait entrer dans des considérations scientifiques d'un autre ordre, que ne comporte pas l'esprit de ce traité.

En résumé, comme je l'ai dit et démontré, on peut affirmer que la moitié des hypertrophies prostatiques ont pour cause les *rétrécissements larges*, et que « tous les facteurs incriminés ont une part de nocivité certaine, et qu'au lieu de les rejeter tous les uns après les autres, on s'apercevait qu'en les groupant, et en les réunissant, en mettant chacun à sa véritable place, on arrive à concevoir une étiologie et une pathogénie satisfaisantes »... (Reliquet).

Pronostic. — « La vieillesse prend l'homme par les poumons ou par la vessie. Privés de tares organiques par trop lourdes, nous finirons devant cette alternative : respirer, uriner ou mourir. Parmi les organes accessoires. destinés à jouer les plus vilains tours à l'humanité masculine, la prostate a droit à une place prépondérante. » Les troubles urinaires qu'elle occasionne sont d'une extrême gravité ; mais outre ces troubles locaux, c'est-à-dire

qui ont leur retentissement grave et douloureux sur tout
l'arbre urinaire, il survient des troubles généraux d'empoisonnement du sang par l'urine, en un mot, il y a intoxication. Du côté de l'estomac, les symptômes morbides
s'installent mécaniquement et chimiquement, l'augmentation parfois invraisemblable de la vessie vient paralyser
l'estomac, et peut-être sa muqueuse laisse-t-elle transsu-
der les toxines (*les poisons*) dont l'organisme entier est
imbibé. La langue est saburrale, épaisse, la bouche sèche,
la salive acide, les nausées fréquentes, les vomissements
muqueux incessants, l'inappétence absolue. La peau revêt
cette teinte jaune des infectés ; elle est sèche, se desqua-
me, les démangeaisons sont insupportables par leur ténacité et leur étendue ; la circulation est défectueuse et
l'amaigrissement fait de rapides progrès vers le marasme,
la fièvre s'est depuis longtemps installée, et la mort survient dans un état douloureux voisin de la décomposition
(T. M. M. — S. 25, vol. 24). Mais si le prostatique ne
se laisse pas endormir par une sécurité trompeuse, s'il ne
temporise pas, et s'il sait se faire soigner à temps, il peut
enrayer les symptômes, guérir même les complications
et détourner ainsi l'orage d'un pronostic fatal.

TRAITEMENT

Abandonnée à elle-même, l'hypertrophie de la prostate
est une maladie incurable. Il n'y a du reste que quelques
années qu'une phalange de spécialistes distingués, en
dehors de toute attache officielle, s'est mise à l'étude de
cette importante question. Je suis heureux d'être au nombre de ceux qui se sont adonnés à cette tâche avec le plus
d'acharnement et dont les efforts ont été couronnés de
succès. Comme médecin, je suis le premier qui ait appliqué à la guérison de l'hypertrophie de la prostate le courant électro-galvanique, sous la dénomination qui m'est
absolument personnelle d' « *Electrolyse en masse de la
prostate* ». Comme tous les inventeurs, j'ai eu à défendre
plusieurs fois la paternité de ma découverte. J'ai dû, entre
autre revendiquer mon droit de priorité, qui ne m'a du
reste plus été contesté par personne, dans une lettre publiée par la *Revue internationale d'Electrothérapie*, lettre

que l'on trouvera à la fin de cet ouvrage. Je suis aussi à peu près le seul médecin français qui ait appliqué un traitement médical organothérapique systématique, et avec succès, dans la cure de cette terrible affection et qui ait donné les résultats de sa pratique. Avant de faire la description de mon traitement et des procédés que j'emploie pour guérir l'hypertrophie de la prostate et ses accidents, je crois qu'il est utile de donner connaissance de deux documents importants résumant d'une façon récente l'état de la question, l'un est le rapport fait à la section de chirurgie urinaire au Congrès international de médecine de 1900; l'autre l'historique du traitement par le docteur Mette, de Paris. En les comparant, le lecteur pourra les apprécier et en tirer des conclusions. Je me suis demandé s'il ne serait pas bon de publier la discussion tout entière qui a eu lieu dans la section de chirurgie urinaire, mais cette discussion a été si inféconde en résultats pratiques, et je dirai même si affligeante, que j'ai reculé. Il reste établi que, même avec la garantie du gouvernement, les officiels n'ont pas fait avancer la science d'un pas sur ce point, et que mon traitement électro-galvanique reste le seul que l'on puisse employer sans l'ombre d'un danger et avec la certitude de réussir, quand il est bien fait et bien suivi, 98 fois sur cent.

CONGRÈS INTERNATIONAL DE MÉDECINE

SECTION DE CHIRURGIE URINAIRE

Séance du 7 août 1900

Résultats éloignés des traitements opératoires dans l'hypertrophie prostatique.

M. le professeur von Frisch (Vienne), *rapporteur*.

Parmi les différentes opérations de l'hypertrophie prostatique, ce n'est que celles qui tendent à écarter directement l'obstacle prostatique s'opposant au libre écoulement de l'urine, qui puissent promettre un succès durable. On peut regarder comme telles la prostatectomie sus-pubienne et périnéale, la prostatectomie latérale et l'incision galvanocaustique d'après Bottini.

Les anciens procédés de Mercier et d'autres sont actuellement abandonnés comme étant trop dangereux.

L'effet durable d'une pareille opération est d'autant plus sûr que l'élimination de l'obstacle a mieux réussi et que le conduit est resté libre après la cicatrisation.

Il est évident qu'un procédé contrôlé par l'œil, comme les différentes prostatectomies, satisferait le mieux à ces conditions; mais ces opérations doivent être regardées comme graves et trop dangereuses, vu que l'âge avancé et la faiblesse si fréquente de ces malades ne sont pas des conditions favorables. L'opération de Bottini paraît être moins dangereuse, pourtant elle n'est pas si inoffensive que le croient certains auteurs.

Les prostatectomies, de même que l'incision galvanocaustique, fournissent parfois des résultats irréprochables et très satisfaisants au point de vue de la durée. Même lorsque la vessie est distendue et que sa paroi musculaire paraît avoir perdu sa contractilité, le résultat définitif peut encore être parfait, lorsque l'obstacle a été complètement enlevé.

Cependant, il n'existe pas à ce jour une ligne de conduite précise, qui puisse nous assurer un succès durable par l'opération. Même si nous tâchons d'enlever les parties de la prostate, qui font l'obstacle, aussi complètement que possible par les prostatectomies, les conditions mécaniques, qui donnent lieu à l'obstruction, sont tellement variables dans les différents cas, qu'aucun des procédés en usage ne nous permet de les découvrir toujours dans leur totalité. Il en est de même de l'opération de Bottini, dans laquelle nous opérons dans l'obscurité et où, malgré l'emploi du cystoscope, nous ne pouvons souvent pas trouver la vraie cause de la rétention de l'urine. C'est là la cause de l'échec de ces opérations dans un certain nombre de cas.

L'effet durable de toutes ces opérations peut devenir illusoire plus tard par la formation de cicatrices dures et hypertrophiques, qui constituent *un nouvel obstacle*, ou bien par le progrès de l'hypertrophie de la glande et par la formation de nouveaux bourrelets et proéminences...

HISTORIQUE

DU TRAITEMENT DE L'HYPERTROPHIE DE LA PROSTATE

Par le Dr METTE, de Paris

USQU'A ces dernières années on a essayé de com-
« battre l'Hypertrophie de la prostate en ad-
« ministrant par la voie gastrique des médica-
« ments altérants comme l'iodure de potassium
« à faibles doses et l'arsenic, sans aucun résultat. On
« a de même essayé l'hydrothérapie périnéale, même
« échec. Puis les chirurgiens urinaires on tenté la
« *prostatomie* et la *prostatectomie* (section ou ablation de
« la prostate), opérations toujours très graves et le plus
« souvent mortelles, 8 fois sur 10. On en était réduit au
« cathétérisme évacuateur et aux lavages de la vessie,
« traitement palliatif et non curateur. En 1881, le Dr Lau-
« nois, se basant sur ce fait que l'absence d'un testicule
« entraîne l'atrophie du lobe prostatique correspondant,
« proposa la *castration* pour remédier à l'hypertrophie
« prostatique, mais il ne put mettre ses idées en pratique,
« et il faut arriver à 1893 pour voir la littérature chirur-
« gicale s'enrichir de deux observations de castration
« pratiquées par Ramm, de Christiania, avec le plus
« grand succès et un complet résultat. A partir de ce mo-
« ment cette opération devint à l'ordre du jour en France
« et à l'étranger. Mais la répugnance de l'homme pour
« une telle mutilation et les résultats de la suppression de
« ses attributs sur son moral firent que l'opération fut rare-
« ment acceptée, et par conséquent rarement pratiquée.
« A la fin de 1894, le Dr Bazénerie fit *avec plein succès*
« une castration chez un prostatique de 60 ans qui eut
« tant de chagrin de la perte des témoins de sa virilité
« qu'il fut frappé de troubles intellectuels dont il mit près
« de six mois à guérir. D'autres cas analogues s'étant
« manifestés, les chirurgiens y regardèrent pour entre-
« prendre une telle opération. La même année, Isnardi
« fit une communication à l'académie de Turin sur la
« guérison de l'hypertrophie de la prostate par la *section*
« *après ligature des canaux déférents*, se basant sur ce
« fait que l'isolement anatomique et la séparation physio-
« logique des deux appareils testiculaire et prostatique
« par la résection bi-latérale des canaux déférents fait

« diminuer l'état congestif de la prostate. Ce procédé a en
« effet, tous les avantages de la castration sans en avoir
« les inconvénients. Par cette opération, les fonctions
« sexuelles ne sont pas supprimées, sauf bien entendu que
« cette section cause la stérilité. A partir de ce moment,
« cette opération se répandit en France. Les Drs Bazé-
« nerie, Guyon, Legueu, Routier la pratiquèrent couram-
« ment et avec plein succès. Mais fallait-il donc section-
« ner les canaux déférents de tous les prostatiques ? Tel
« ne fut pas l'avis de la plupart des chirurgiens et en
« particulier du Dr Bazénerie qui pensa avec raison que
« l'on devait réserver ce procédé pour les prostatiques
« rétentionnistes incurables par d'autres moyens. C'est
« alors qu'il essaya, parallèlement avec certains chirur-
« giens américains, l'*Electrolyse en masse de la prostate*,
« pour laquelle il fit construire un électrolyseur spécial,
« ainsi que le traitement médical organothérapique thy-
« roïdien et prostatique d'après la méthode Brown-
« Séquard. Ses tentatives, imitées par Reinert de Tübin-
« gue, réussirent admirablement, et l'on peut dire que,
« grâce au Dr Bazénerie, on possède aujourd'hui dans ce
« traitement combiné le moyen de guérir de nombreux
« prostatiques, sans avoir recours à la section des canaux
« déférents. Cette dernière opération ne doit du reste être
« employée qu'en cas d'échec de la *médication organo-*
« *thérapique* et de l'Electrolyse en masse de la prostate.
« Le traitement organothérapique thyroïdien et prostati-
« que est basé sur ce fait scientifique bien connu, qu'il
« existe entre la glande thyroïde et le système génital des
« rapports physiologiques du plus grand intérêt. On
« observe, en effet, que dans la première partie de la vie
« génitale et aussi longtemps que la glande thyroïde reste
« normale, la prostate aussi reste normale, et que l'hy-
« pertrophie prostatique ne se produit que vers le déclin
« de la vie génitale, à l'époque même où la glande thy-
« roïde s'atrophie. On conçoit très bien alors qu'en resti-
« tuant aux prostatiques les éléments thyroïdiens, on puis-
« se ramener la prostate à la régression et même à l'état
« physiologique. Dans la prochaine conférence qu'il doit
« faire sur ce sujet à l'*Union scientifique*, le Dr Bazénerie
« se propose de traiter cette importante question avec tout
« le développement qu'elle comporte et de soumettre des
« observations de guérison d'hypertrophie de la prostate
« vraiment remarquables et qui le placent au premier
« rang des chirurgiens urinaires de notre époque. »

Conclusions. — Comme on vient de le voir, le rapport du professeur Von Frisch de la Faculté de Médecine de Vienne, au Congrès de 1900, n'est pas encourageant. J'ai dit qu'il était affligeant et je maintiens le mot. L'opération de Bottini dont il parle est aveugle comme l'uréthrotomie, et dangereuse comme la prostatectomie. Je suis de son avis quand il dit « toutes ces opérations doivent être regardées comme graves et trop dangereuses ».

Combien est plus encourageant et réconfortant l'historique du savant docteur Mette qui a eu le courage, avec sa haute compétence, d'écrire ce qu'il pensait et d'entraîner ainsi à sa suite les convictions du monde savant. Tout comme l'illustre Brown-Séquard, j'ai dû lutter sans trêve ni merci, et de même qu'aujourd'hui, les médecins du monde entier marchent dans les sillons qu'il a tracés, de même aussi, j'ai eu la satisfaction inexprimable de voir presque universellement ma méthode adoptée. Si ma voix n'a pas été plus tôt entendue par les officiels, c'est qu'ils ne possédaient pas les connaissances suffisantes en électricité, et que ces connaissances ne s'acquièrent pas en un jour, mais en beaucoup de temps. Telle n'a pas été la conduite d'un grand nombre de médecins qui, seulement animés par l'intérêt, ce que je déplore, n'ont vu dans ma méthode qu'un résultat financier, et on créé des sociétés pour vendre directement aux malades des instruments électriques baptisés de noms bizarres. Ces appareils électriques, ne donnant que des résultats négatifs et quelquefois même produisant dans les organes des désordres irréparables, arrivent à désorienter et à dégoûter de l'électricité ceux qui les ont achetés. Il est souvent bien difficile de dissiper ensuite chez les malades les préventions et la défiance nées sous l'empire de telles causes, et ils font rejaillir sur l'électrothérapie les fautes commises par l'éducation ou la conduite des hommes.

Action de l'électricité sur la prostate hypertrophiée. — Toutes les opérations sur la prostate étant mortelles 98 fois sur cent, les chirurgiens officiels trouvent prudent de s'abstenir. Cela se comprend du reste, étant donnée la situation qu'elle occupe au milieu d'organes d'une très grande sensibilité et indispensables à la vie.

Pour atteindre la prostate à cette profondeur sans

blesser les organes voisins, il fallait un agent curatif pouvant être porté sur le siège même du mal. C'est alors que, m'inspirant des travaux du savant Apostoli, récemment décédé, sur les fibromes utérins et de ses merveilleux succès, l'idée me vint que je pourrais obtenir sur la prostate les mêmes résultats que lui en gynécologie. L'électricité seule, en effet, possédait les qualités nécessaires pour arriver à ce but. Comme chacun le sait, le courant électro-galvanique possède, outre les propriétés curatives officiellement reconnues, une puissance de pénétration telle que tous les tissus s'en trouvent presque instantanément saturés. D'autre part, le plus puissant effet de l'électricité étant d'activer la circulation, il en résulte que le sang dont sont gonflés les vaisseaux, artères et veines, perd de sa consistance, cesse de rester à l'état de stase sanguine, circule mieux et remonte ainsi peu à peu vers le cœur par suite de l'énergique impulsion qui lui est donnée.

Sous cette influence salutaire, la prostate se décongestionne, se ramollit, et les *tissus périphériques empâtés, congestionnés, tuméfiés* reprennent leur état normal. Alors tous les troubles urinaires s'amendent, les accidents sont conjurés, et avec le traitement médical dont je parle plus loin, le prostatique arrive à la guérison. Le côté difficile dans le traitement de l'hypertrophie prostatique était de ramollir la prostate et de la mettre ainsi en état de pouvoir guérir, car tant qu'une prostate hypertrophiée est *dure*, il n'y a rien à faire, rien, absolument rien à prendre, rien n'y peut rien. Avec le courant électro-galvanique, on pouvait être certain d'atteindre le mal, de le traiter d'une façon directe, ainsi que les organes voisins.

Pour rendre à la prostate sa consistance normale et rendre aux tissus qui l'entourent l'état naturel, rien n'est comparable à l'Électricité. Avec elle, on peut être sûr de ne jamais provoquer de troubles ni d'accidents, à tel point que les occupations ordinaires ne sont pas dérangées.

Mon procédé. — Depuis six ans que j'ai eu l'idée d'appliquer, sous le nom d'Électrolyse en masse de la Prostate, l'électricité à la cure de l'hypertrophie prostatique, j'ai beaucoup amélioré mon procédé primitif que l'on pourra lire tout entier dans une lettre de revendication de priorité que l'on trouvera à la fin de cet ouvrage.

C'est ainsi que je n'aborde *presque jamais* la prostate

par l'urèthre, à moins que dans quelques cas tout à fait particuliers; de même aussi je ne mets plus le platine directement en contact avec la muqueuse rectale sur laquelle repose la prostate et avec laquelle elle est intimement soudée à l'état pathologique.

J'emploie depuis deux ans un nouvel appareil de 35 centimètres de longueur environ, coudé à angle obtus, creux, terminé d'une part par une borne destinée à le relier au pôle positif d'une pile à courant continu, et d'autre part, par une lamelle métallique recouverte d'un manchon isolant, percé d'un orifice pouvant recevoir une mèche de coton hydrophile imprégné d'une solution concentrée de chlorure de lithium. L'appareil ainsi préparé est introduit dans le rectum et mis en place sur la prostate ou sur celui de ses lobes le plus dur.

Le pôle positif étant fixé à l'électrolyseur prostatique et le pôle négatif placé sur la cuisse en pôle perdu, j'arrive graduellement, élément par élément, à saturer la prostate d'électricité. 50 à 60 milliampères suffisent généralement et, à part pour des cas absolument exceptionnels, je ne dépasse pas ces chiffres.

Examinons maintenant ce qui se passe. Le lithium de la solution saturée est entraîné et pénétrant dans la prostate y apporte, en même temps que le courant électrique, son action toute spéciale, de telle sorte que je n'ai pas seulement l'action décongestionnante du pôle positif, mais encore l'action médicamenteuse sur le mal lui-même, du lithium. Ainsi, pendant que le lithium désagrège les tissus de la prostate tout en diminuant leur état inflammatoire, l'électricité favorise la circulation et décongestionne l'organe qui, en 6 ou 8 séances d'un quart d'heure à vingt minutes, espacées d'un ou deux jours, reprend sa consistance normale indispensable pour arriver à la guérison par le traitement médical que j'ordonne et qui est généralement de courte durée.

Pour mettre ma méthode à l'abri de toute critique, et pour que l'on ne puisse pas dire que les faits que j'avance sont inexacts, je tiens à mettre sous les yeux du lecteur un extrait d'un article publié dans la *Médecine Moderne* du 12 décembre 1900, par le docteur Félix Allard, licencié ès-sciences physiques.

« Si l'on place un membre dans un récipient où se trouve une solution de chlorure de lithium, il est possible de faire pénétrer directement le lithium à travers la peau, il suffit de mettre le récipient en communication avec le pôle positif, et de placer sur le corps du sujet une large électrode négative ; dans ces conditions, avec une intensité de 50 à 60 milliampères, le *lithium* est entraîné et pénètre dans le corps ; après quelques séances, on en retrouve des traces dans les urines. » Le docteur Bordier a même signalé, au Congrès international d'Electrothérapie de 1900, un cas de tophi goutteux soigné par lui au moyen de ma méthode.

Pour en revenir à mon sujet, je dirais que déjà, après la première séance, on peut retrouver des traces de lithium dans les urines de mes prostatiques. Comme on peut le voir, je ne mets pas la lumière sous le boisseau, et je décris ma méthode dans toute sa rigueur. Est-ce à dire pour cela que tous les médecins peuvent l'appliquer. Non, assurément, car il faut pour cela avoir un outillage très précis et très coûteux qu'un médecin ne peut posséder pour les quelques cas isolés qu'il rencontrera dans toute sa carrière médicale. D'un autre côté, il faut une habitude très grande pour manier le courant électro-galvanique et n'employer que juste la quantité qu'il faut. Et puis la question du diagnostic différentiel n'est pas une petite affaire, il ne s'agit pas de faire de contre-indications.

Un spécialiste, rompu de longue date à cette pratique difficile pour laquelle il faut que les doigts aient des yeux, et ayant acquis une expérience sérieuse basée sur l'examen de milliers de malades, sera plus apte à mener à bien une telle tâche et à obtenir des succès positifs et certains. Il me semble que ces faits doivent parler d'eux-mêmes et n'ont pas besoin d'autre démonstration.

Examen du malade, diagnostic et conduite à tenir pour son traitement. — Quand un malade se présente à mon cabinet, la première chose est de l'interroger le plus complètement possible non-seulement sur son présent, mais aussi sur son passé. De cet interrogatoire ressortent le plus souvent des réponses qui, à elles seules, font le diagnostic ou dans tous les cas l'éclairent au point de le rendre beaucoup plus facile. Puis j'arrive à l'examen. Je commence par l'urèthre. Est-il ou n'est-il pas intact ? N'existe-t-il pas un ou plusieurs rétrécissements larges ? Les lobes prostatiques font-ils une saillie bien considérable ? Existe-t-il une grande sensibilité dans la région prostatique du canal ? Y a-t-il infection de la prostate ? La vessie est-elle en état ? N'est-elle pas infectée ou atteinte de catarrhe ? Est-elle distendue ou ratatinée par l'inflammation ? Quelle est sa capacité ? Est-elle d'une grande sensibilité ? A-t-elle perdu de sa contractilité ? Ne contient-elle pas de calculs ? Puis c'est le tour de l'examen de la face postérieure de la prostate par le rectum ? Le toucher rectal va me renseigner sur ses dimensions, sur sa dureté. Est-elle dure, demi-dure, molle ? sur sa forme, en un mot sur la nature même de l'hypertrophie. Est-elle partielle ou totale ? Est-ce le lobe droit ou le lobe gauche ou le lobe moyen qui est pris ? Le diagnostic étant fait, et on y arrive vite avec la grande habitude, il ne reste plus qu'à se demander quelle conduite on va tenir. C'est là le secret tout entier de la réussite.

1er cas. — Le prostatique, à l'examen de l'urèthre, a été trouvé porteur d'un ou de plusieurs rétrécissements larges. *Dans ce cas, la première indication à remplir est de le débarrasser par l'Electrolyse linéaire de son rétrécissement, cause déterminante, comme je l'ai dit, de son hypertrophie. Il est bien certain que les chances de succès dépendent de cette conduite. Je dois ajouter que presque tous les prostatiques rétrécis guérissent très rapidement après mon intervention. Le vieux proverbe : « Pour détruire l'effet, il faut enlever la cause », est vrai là comme partout ailleurs.* Si, après une douzaine de jours de la guérison du rétrécissement, la prostate n'a pas fait mention de se ramollir, alors j'interviens par l'*Electrolyse en masse,* et en 6 ou 8 séances au plus j'obtiens toujours un résultat complet, c'est-à-dire que je rends à la prostate sa consistance normale.

2º cas. — Je n'ai pas constaté de rétrécissements à l'examen du canal chez le prostatique, et je me suis trouvé en présence d'une prostate dure, atteinte d'une hypertrophie totale ou partielle. Les accidents urinaires ont déjà été graves soit par rétention, soit par distension de la vessie. Il y a catarrhe vésical. Dans ce cas je soumets le malade immédiatement à l'Electrolyse en masse et toujours, en 6 ou 8 séances, j'ai la satisfaction d'arriver à rendre à la prostate hypertrophiée sa consistance normale.

3º cas. — Enfin, à l'examen, je me suis trouvé en présence d'une prostate énorme, bosselée, dure comme de la pierre permettant difficilement l'introduction de sondes dans la vessie et de plus profondément infectée.

Dans ce cas très rare — 6 pour cent environ — je fais la résection des canaux déférents et ensuite je soumets la prostate à l'Electrolyse en masse pour obtenir son ramollissement.

4e cas. — Quand la prostate est molle, je ne fais aucune intervention électrique, et je me contente de donner le traitement médical qui réussit toujours dans ce cas, en 3 ou 4 mois et quelquefois moins. Je ne néglige pas non plus de donner les conseils à suivre pour le régime et le traitement général.

Traitement médical. — Comme je le dis au paragraphe « *Action de l'Electricité sur la prostate hypertrophiée* », tant que la prostate est dure, il n'y a rien à faire, rien à prendre, aucun médicament n'y peut rien, absolument rien. Cela se comprend du reste, on ne saurait avoir la prétention de ramollir des tissus durs, fibreux même, par un peu d'iodure de sodium, comme les officiels le prescrivent tous les jours, ou par tout autre médicament. Mais il n'en est pas de même quand la prostate a conservé sa consistance normale, ou que cette consistance, cette souplesse physiologique des tissus, lui a été rendue par l'Electrolyse en masse. On peut alors intervenir d'une façon efficace et curative avec un traitement médical bien approprié. C'est même là le beau côté de ma méthode, c'est là, je dirais, l'originalité de la conception et le secret du succès, d'avoir pensé à diviser le traitement de l'hypertrophie de la prostate en deux stades. 1er stade : ramollissement par l'électricité (galvanisation); 2e stade : fonte de l'organe par un traitement médical spécial approprié.

On conçoit aisément qu'il est aussi facile de faire diminuer une prostate molle, par un traitement; qu'il est impossible d'y réussir quand elle est dure. — Je prescris pour cela, sous le nom de globules organothérapiques, un composé dont je donne la formule, afin qu'on ne puisse arguer que j'en fais un secret. Car autant j'aime prescrire un médicament spécialisé dont je connais la formule et de l'action duquel je suis sûr, autant j'ai de méfiance pour un médicament secret. Je n'ai jamais ordonné de ma vie un médicament sans connaître son exacte composition. — Les *globules organothérapiques* qui font partie de mon traitement médical contiennent de la glande thyroïde en nature, de la prostate de mouton et du bi-borate de soude iodé. Enfin j'ordonne en même temps des cônes, sorte de suppositoires belladonés uro-tropiques à l'ichthyol.

L'action des globules organothérapiques n'est pas douteuse, les résultats sont là pour le prouver. Tous les physiologistes savent les relations qui existent entre la prostate et la glande thyroïde. Tous savent qu'à l'époque de la vie où la prostate commence à s'hypertrophier, la glande thyroïde, au contraire, diminue et s'atrophie peu à peu. J'ai pensé qu'en rendant à l'économie l'élément thyroïdien, on pourrait peut-être rétablir l'équilibre, et faire rétrocéder la prostate, dans tous les cas, l'iode contenu à l'état naturel dans la glande thyroïde pourrait avoir chez les prostatiques une action autrement nette que celle de l'iodure de sodium que l'on prescrit ordinairement dans ces cas, et qui est absolument problématique.

Des récentes expériences du professeur Armand Gauthier, il résulterait que la glande thyroïde serait un magasin d'iode et d'arsenic pour le corps humain. Serait-ce donc aller trop loin que d'en conclure que la prostate s'hypertrophie au moment où la thyroïde s'atrophie et cesse de lui fournir, étant données les relations qui existent entre elles, l'iode dont elle a besoin pour se maintenir à son état normal. Quant à la prostate de mouton contenue dans les globules organothérapiques, elle agit selon les données du célèbre Brown-Séquard, professeur de physiologie au Collège de France, qui a posé le principe suivant qui n'est plus contesté par personne : « Le meilleur moyen de guérir un organe malade est d'administrer, sous la forme la plus convenable, le même organe d'un animal sain. » C'est sur ce principe qu'est du reste basée la médecine opothérapique si bien étudiée par le docteur Landouzy, tant pour le suc testiculaire que pour l'extrait de foie, l'extrait d'ovaires, l'extrait de poumon, l'extrait de substance grise nerveuse, etc., etc. Enfin le bi-borate de soude iodé contenu dans les globules organothérapiques, à la dose de cinq centigrammes, agit comme fondant et antiseptique des voies urinaires. A partir du moment où j'appliquais mon traitement médical à mes prostatiques à prostate naturellement molle, ou ramollie par l'Electrolyse en masse, les résultats ne se firent pas longtemps attendre, et les succès couronnèrent bien vite mes espérances. Vers la fin de 1891, au moment où je donnais les premiers résultats de ma pratique, qui datait de six mois seulement mon confrère le Dr Bazy, faisait paraître dans la *Recue médicale* du 29 février 1895, un article très intéressant sur cette question. La *Médecine Moderne*, quelques jours plus tard, s'exprimait ainsi sur cet article : « M. P. Bazy a essayé l'opothérapie thyroïdienne et prostatique dans l'hypertrophie prostatique, et les résultats ont paru encourageants: la miction a semblé facilitée ; mais les moyens que nous avons à notre disposition actuellement pour appliquer l'opothérapie prostatique ne paraissent pas très pratiques, de telle sorte que l'essai n'en est pas facile. La médication thyroïdienne est plus simple, facile à appliquer, et mériterait d'être essayée. » Ainsi le Dr Bazy écrivait son article au moment où je donnais les résultats de ma pratique ; aussi ai-je le droit de dire que je suis le premier en date pour l'application du traitement thyroïdien et prostatique dans le traitement de l'hypertrophie de la prostate. J'ai, du reste, revendiqué mon droit de priorité dans le *Phare Médical* du 1er avril 1897. Les conclusions de l'article du Dr Bazy corroborent les miennes, et je suis heureux que nos idées se soient rencontrées. Mais ce que je ne savais pas à cette époque, et ce qui fait dire au Dr Bazy plus haut, « les succès ont paru encourageants », c'est que lui, comme moi, nous donnions ce traitement médical à tous les prostatiques sans distinction, et qu'il n'y avait en réalité que les prostatiques à prostate molle qui en bénéficiaient ; tandis qu'aujourd'hui je ne l'ordonne que quand la prostate est naturellement molle ou ramollie par l'Electrolyse en masse, et voilà pourquoi je n'ai plus d'insuccès. Je ne puis donc plus, comme dans la première édition de ce traité, donner ma statistique, je ne puis dire qu'une chose : toutes les fois que j'ai administré mon traitement médical à un prostatique à prostate molle ou ramollie, il a guéri. Dès le début, sous l'influence de cette médication, les mictions deviennent plus faciles, les douleurs vésicales et uréthrales s'apaisent et la prostate entre en régression progressivement.

Les cônes belladonés urotropiques à l'ichthyol ont une action calmante et décongestionnante sur la prostate et les tissus environnants, où ils apportent en quelques jours une action sédative bienfaisante.

Je ne néglige pas non plus tous les autres moyens généralement employés. Je prescris, selon les cas, des lavages de l'uréthre et de la vessie avec du sublimé à 1 gramme pour 10,000. J'ai banni de ma pratique d'une façon absolue le nitrate d'argent, car je suis convaincu qu'il fait plus de mal que de bien. Je fais au besoin des massages de la prostate, soit avec le doigt, soit avec le *courant faradique du gros fil*, je draine la vessie par des sondes à demeure si cela est nécessaire, et enfin je soumets le malade à un régime alimentaire approprié.

Pour terminer ce paragraphe, il me reste à parler de la section des *canaux déférents* que je pratique dans 6 pour cent des cas, quand la prostate est trop fibreuse, avant de faire l'Electrolyse en masse ; mais pour cela, il faut le consentement formel du malade, car si cette opération conserve à l'homme ses attributs et sa puissance génésique, elle le frappe de stérilité. Dix à douze jours de lits suffisent. Deux ou trois jours généralement après l'opération, la plupart des accidents urinaires s'amendent, et les mictions redeviennent plus faciles, moins fréquentes et presque plus douloureuses. Je ne m'étendrai pas davantage sur l'opération en elle-même, de la section galvano-électrique, après ligature, des canaux déférents, je la décris assez complètement dans une des observations que je relate. Je l'ai pratiquée actuellement 76 fois, et j'en ai toujours retiré de bons effets, sauf dans deux cas où l'empoisonnement urineux était complet, et encore ont-ils été améliorés.

Comme on le voit, ma statistique est très encourageante, mais celle des autres chirurgiens ne l'est pas moins: Von Frisch accuse quatre-vingt-cinq guérisons ou améliorations sur cent opérés; David de Brésigné, dans l'*Echo médical*, de Lyon, du 15 avril dernier, communique les résultats obtenus chez vingt-deux malades de la clinique chirurgicale de M. le docteur Poncet. Je laisse la parole à la *Médecine moderne*, qui analyse ainsi cette importante communication :

« Ces 22 prostatiques avaient comme âge moyen 65 ans. Tous étaient des prostatiques à peu près exclusivement mécaniques, sans accidents d'empoisonnement urinaire. Il s'agissait donc de prostatiques présentant des troubles fonctionnels plus ou moins graves: rétention complète ou incomplète, exigeant des cathétérismes plus ou moins répétés, envies fréquentes d'uriner, dysurie, cystites, etc. Chez tous ces malades, l'opération a produit une amélioration notable, et c'est en moyenne 8 à 15 jours après l'opération que le mieux s'est produit.

« Dans 16 cas, les malades, qui ne pouvaient uriner qu'avec la sonde, ont uriné spontanément et la miction est redevenue facile dans 6 cas. Dans 10 cas, les urines qui étaient troubles sont devenues limpides. Chez 6 malades, les urines sont restées purulentes et les envies fréquentes d'uriner ont persisté. Chez tous ces opérés, le toucher rectal a révélé, dès les premiers jours, une diminution de la prostate qui est allée s'accentuant avec le temps.

« L'innocuité de l'intervention permet de conclure à ses indications chez les sujets atteints de prostatisme, son action paraissant d'autant plus marquée que les troubles fonctionnels sont plus récents et qu'ils se rattachent à une hypertrophie prostatique caractérisée par une certaine résistance élastique et des phénomènes congestifs plus ou moins marqués du côté de l'organe.

« Les prostates dures, déjà scléreuses, peuvent également s'atrophier ; mais, en pareil cas, l'atrophie est plus lente et la diminution des troubles fonctionnels ne marche pas de pair avec elle. Il semble qu'à un exo-prostatisme succède une sorte d'endoprostatisme avec déformation, rétrécissement du canal de l'urèthre prostatique, d'où la persistance des troubles fonctionnels.

« La résection des canaux déférents doit donc être préférée à la castration : cette dernière doit être, à moins d'indications tout à fait exceptionnelles, rejetée ; on doit donner la préférence à la résection des canaux déférents. Quand le prostatisme s'accompagne d'accidents graves, locaux et généraux, d'infection urinaire, la résection des canaux déférents est incapable de les conjurer ; il faut, en pareille occurence, remplir les indications souvent urgentes par la cystostomie sus-pubienne (opération Poncet), qui, dans nombre de cas, restera toujours l'opération de choix. »

Relativement à l'opération de Poncet, c'est-à-dire à la cystostomie sus-pubienne, je me permets de ne pas être de cette opinion. Comme on le verra, en effet, plus loin, le bain *cupro-galvanique* de vessie réussit à calmer très rapidement les douleurs intolérables de la vessie et doit être préféré à cause de son innocuité.

Le Dr Nové-Josserand a publié, dans le n° 40 du *Lyon Médical*, un travail très intéressant sur la section des canaux déférents, basé sur quarante-six observations, dont trois personnelles, et qui est de nature, comme le dit le *Bulletin médical* du 18 novembre dernier, à entraîner les convictions.

Malgré ces beaux résultats, je ne pratique cette opération que lorsqu'elle est absolument nécessaire, car je suis et resterai le partisan dévoué de la chirurgie conservatrice.

OBSERVATIONS DE GUÉRISONS

De l'Hypertrophie de la Prostate et de ses Troubles urinaires

Premier cas. — **Hypertrophie de la prostate avec Rétrécissements larges**

Mon cher docteur, .

Depuis le jour que le docteur Royer, mon médecin, m'a conduit lui-même à votre consultation, je n'ai eu qu'à me louer de vos bons soins.

Aujourd'hui que je suis complètement guéri, je viens vous demander de faire figurer l'histoire de ma maladie dans la galerie de vos guérisons. Je suis convaincu que c'est faire le bien que de vous faire connaître aux pauvres malades, comme je l'ai été si longtemps.

Veuillez agréer, cher docteur, ma profonde gratitude.

Paris, le 17 août 1900.

ROBERT,
avenue d'Orléans.

M. Robert a été le plus grand malade que j'ai soigné dans toute ma carrière. Quand mon distingué confrère le docteur Royer l'amena lui-même à mon cabinet, je considérais son état comme désespéré. Il était atteint d'un rétrécissement large dont il avait été déjà opéré par l'Uréthrotomie, le 13 novembre 1896, par le Dʳ Albarran. Sa prostate était grosse comme un œuf d'oie, dure comme du bois et infectée. Sa vessie était catarrhale et contenait du pus en abondance. Il était de plus atteint de bactériurie grave et ses urines étaient tellement puantes qu'il fallait désinfecter le cabinet après chaque consultation donnée au malade. Il urinait, avec des douleurs d'une extrême violence, 30 ou 40 fois par jour et 10 à 15 fois la nuit. A la suite de l'Uréthrotomie, il était resté trois mois couché entre la vie et la mort ; des abcès urineux étant survenus — peut-on comprendre cela après une opération — et il avait dû garder 2 ou 3 mois une sonde à demeure. Je lui pratique le 17 septembre 1897 une *électrolyse linéaire* pour le débarrasser de son rétrécisssement large, puis je le soumets au traitement organothérapique et bientôt après je lui fais 8 séances *d'Electrolyse en masse de la prostate*. Je continue pendant 4 mois le traitement médical et le régime, et actuellement mon malade est complètement guéri. Il urine normalement, sa prostate a son volume normal, ses urines n'ont plus d'odeur, et de sa bactériurie il ne reste plus rien. Je tiens ses lettres à la disposition des malades à mon cabinet.

M. X., homme de 72 ans, m'est adressé par M. le D' Hocquet, de Bellicourt. C'est un prostatique avéré, qui urine avec efforts et douleurs 12 à 15 fois le jour et 8 à 10 fois la nuit. J'explore son urèthre et je constate un rétrécissement large, élastique, mou, une prostate dure et grosse comme un œuf. Je commence à le débarrasser de son rétrécissement et je soumets sa prostate à six séances d'Electrolyse en masse. Aussitôt la prostate molle, j'institue le traitement médical organothérapique. J'ai eu tout récemment des nouvelles de M. X. Il m'écrit qu'il va bien et ne souffre plus.

M. Z., 82 ans, très bien conservé, m'est adressé aussi par M. le D' Hocquet, de Bellicourt. Encouragé par l'amélioration du malade ci-dessus, il vient me trouver avec son médecin. Il urine souvent et avec efforts et douleurs. Il est très ennuyé d'un tel état. J'examine son urèthre. Il est atteint d'un rétrécissement large, sa prostate est volumineuse et dure. Je détruis son rétrécissement large par l'Electrolyse olivaire, puis deux jours après je le soumets à l'Électrolyse en masse de la prostate. Six séances sont nécessaires pour lui donner sa consistance normale. Je lui conseille de retourner chez lui, et j'institue sous la surveillance de mon confrère le traitement médical organothérapique et le régime approprié. Dans sa dernière lettre il me dit : « Je vais beaucoup mieux, je ne souffre plus, je suis très content d'être allé vous voir ». Malgré son grand âge ce malade guérira, s'il a la patience de continuer son traitement.

J'ai eu le plaisir d'être assisté auprès de ces deux malades par mon distingué confrère le D' Hocquet qui connaissant très bien la gravité de leur état, n'a pas hésité à les amener à mon cabinet. Je l'en remercie.

Le malade dont je publie la lettre ci-dessous était dans un état désespéré. Il avait six rétrécissements très serrés et une prostate de la grosseur du poing. Il urinait goutte à goutte, 20 ou 30 fois le jour. 10 ou 12 fois la nuit. Ses souffrances étaient affreuses et continuelles. Il sentait la mort venir tous les jours. Comme on va le voir, il est complétement guéri.

A Monsieur le docteur Bazénerie, 7, rue Rougemont, Paris.

Monsieur et cher Docteur,

Le traitement médical que vous m'aviez ordonné jusqu'à fin décembre 1900 a été prolongé jusqu'à fin février 1901, ayant fait venir deux boîtes de globules et une de cônes. Depuis cette dernière date, je me trouve admirablement bien sous tous les rapports. J'urine comme à 80 ans et sans douleur, et le besoin ne se fait sentir que toutes les 5 ou 6 heures sans m'occasionner le malaise que je ressentais avant l'opération. Le sondage que je fais encore, et que je continuerai quelque temps, me prouve que la prostate est bien guérie et que les rétrécissements nombreux que j'avais dans l'urèthre sont complétement disparus. Après une guérison aussi inespérée que radicale, je vous adresse tous mes remerciements et vous prie d'agréer toute ma gratitude.

Votre tout dévoué et reconnaissant,

J. BRÉMOND.

Si cette lettre peut vous être utile et dans l'intérêt des malades, je vous autorise à la publier dans votre traité.

J. BRÉMOND,
Propriétaire,
à Rodez (Aveyron).

Paris, le 22 janvier 1900.

A Monsieur le docteur Bazénerie, 7, rue Rougemont, à Paris.

Mon cher Docteur,

Ne trouvez-vous pas qu'il serait nécessaire, dans l'intérêt supérieur de l'humanité, de publier toutes les phases de ma maladie et les procédés électrolytiques que vous avez employés pour me guérir. Si vous partagez mon avis, je vous donne l'autorisation complète et sans restriction de publier mon nom et mon adresse, afin que les malades hésitants puissent s'adresser à moi pour avoir des renseignements. Je suis absolument guéri et puis dire que je ne ressens plus rien, ni de mes rétrécissements, ni de mon hypertrophie de la prostate accompagnée de cystite aiguë. Je vous remercie de tout cœur, et vous garde une reconnaissance qui ne s'éteindra qu'avec moi.

M. DESVIGNES,
Directeur-Propriétaire de la blanchisserie spéciale et apprêts de rideaux,
rue Linois, 6 et 8, Villa du Pont-de-Grenelle, Paris.

Monsieur Desvignes était gravement atteint. Quand le docteur Cortot, son médecin, me fit venir pour le voir, je trouvais ses bourses envahies par une infiltration d'urine. Impossible d'intervenir au bistouri, le malade étant diabétique, c'est alors que j'eus l'idée de larder le scrotum de pointes de feu nombreuses qui furent autant de portes de sortie pour l'urine épanchée dans les tissus, j'appliquais une petite sonde à demeure, que je laissais plusieurs jours ouverte en permanence, je dis petite, car l'urèthre était atteint d'un rétrécissement qui ne permettait pas de passer un numéro supérieur au n° 12. Une fois l'épanchement guéri, je l'opérais de son rétrécissement par l'*Electrolyse linéaire* et un mois après je le soumettais à six séances d'Electrolyse en masse de la prostate. Quoique sa prostate fut dure comme du bois et grosse comme une grosse orange, les six séances ci-dessus furent suffisantes pour la ramollir complètement. Je lui ordonnais ensuite le traitement médical organothérapique et en quelques mois sa prostate rétrocéda et reprit son volume physiologique pour son âge. Tous ses troubles urinaires disparurent; malgré tout cela je continuais encore 3 mois le traitement médical. Actuellement M. Desvignes est tout à fait guéri. Il a écrit une lettre au docteur Cortot pour le remercier de l'avoir adressé à moi, mais cette lettre est si élogieuse, que je crois inutile de la publier. « Je vous envoie, me dit le docteur Cortot, une lettre de M. Desvignes. Elle est conçue dans des termes qui me dispensent de tout compliment. Je tiens cependant à vous dire que vos méthodes électrolytiques sont merveilleuses et très certainement appelées à tout à fait révolutionner le traitement des maladies des voies urinaires. M. Desvignes étant diabétique, il n'y avait pas d'intervention possible par les méthodes ordinaires. Il doit la vie à vos savantes applications du fluide électrique à l'art chirurgical. »

Paris, le 20 mai 1900.

Monsieur le Docteur.

Je viens vous remercier de tout mon cœur des bons soins que vous n'avez cessé de me prodiguer pour mon hypertrophie de la prostate, qui est aujourd'hui, je crois, complètement guérie. Je vous autorise donc, Monsieur le Docteur, à publier m'a lettre.

FOURNIER.
28, rue Bergère.

Monsieur Fournier, âgé de 74 ans, était atteint d'un rétrécissement large du canal et d'une hypertrophie totale de la prostate. Il urinait avec efforts et douleurs 15 à 20 fois par jour et 8 à 10 fois la nuit. Il éprouvait dans l'urèthre, après et avant la miction, une sensation de brûlure d'une douleur inexprimable. Je l'opérais en quelques secondes de son rétrécissement large et comme sa prostate quoique très grosse n'était pas dure, je ne voyais pas l'utilité de lui faire l'*Electrolyse en masse*. Je me contentais de le soumettre au traitement médical organothérapique et au régime approprié. La guérison se fit longtemps attendre et demanda sept ou huit mois ; mais aujourd'hui je puis dire avec lui qu'il va très bien. Il vient me voir encore de temps en temps, car je désire le suivre, mais je puis dire que c'est pour ma satisfaction personnelle que je le fais venir. Dans ce cas le traitement médical a été suffisant.

Lyon, le 9 septembre 1900.

Mon cher Docteur,

Je suis guéri de ma maladie de prostate, et je suis si heureux et si satisfait que, dans l'intérêt de l'humanité, je désire que vous fassiez paraître l'histoire de ma maladie et de ma guérison dans la prochaine édition de votre traité des voies urinaires. J'aurai de cette façon la satisfaction d'avoir obligé des malheureux, comme vous m'avez obligé vous-même, et je pourrai ainsi leur fournir tous les renseignements qu'ils désireront.

Recevez, mon cher Docteur, et je puis dire ami, avec mes sentiments de reconnaissance, l'expression de ma sincère amitié.

FERNAND CADEL,
Voyageur, représentant « La Soie »,
111, rue Robert, 111, Lyon.

La guérison de M. Fernand Cadel a été très laborieuse et fort longue à obtenir. Pour la durée du traitement, c'est un cas absolument exceptionnel. Je l'ai d'abord opéré d'un rétrécissement large dilaté pendant 3 ans, par le docteur Vialle, de Paris, qui était arrivé à passer le n° 26. Quand je vis ce malade pour la première fois, il y avait à peine 1 mois qu'il n'avait pas été dilaté et c'est tout au plus si je pouvais introduire le n° 20. L'Electrolyse de son rétrécissement, pratiqué en présence du docteur Cacheral, de Paris, se fit sans douleur et sans une seule goutte de sang. M. Cadel fut émerveillé et se mit à regretter de s'être fait dilater pendant 3 ans pour en arriver à l'opération quand même et forcément. Sa prostate était grosse et dure, le lobe moyen était intact, le lobe droit plus gros et plus dur que le lobe gauche. Il avait eu plusieurs fois des attaques de rétention aiguë. Je le soumets pendant 15 mois au traitement organothérapique, n'ayant pas voulu accepter l'*Elec-*

trolyse en masse. Enfin, voyant que nous n'aboutissions pas, je le décide à la galvanisation prostatique. A la sixième séance, la prostate est complètement ramollie. Je lui ordonne de continuer de nouveau son traitement organothérapique et l'ayant revu quelques mois après, j'eus la satisfaction de constater sa guérison. Si M. Cadel avait accepté plus tôt l'*Electrolyse en masse*, sa guérison aurait à peine demandé 5 ou 6 mois, j'en ai la conviction. Enfin, tout est bien, qui finit bien.

Je tiens plus de quatre cents lettres manuscrites à la disposition des malades. J'ai reçu l'autorisation de les montrer aux sceptiques, mais je n'ai pas reçu celle de les publier. Je ne publie, du reste, que les plus intéressantes.

Deuxième cas. — **Prostate hypertrophiée et dure sans rétrécissements**

Guérison par l'Electrolyse en masse suivie du traitement médical organothérapique

M. R...., officier supérieur en retraite, 61 ans, vient me consulter le 14 novembre. C'est un homme bien conservé, de forte corpulence. Il se plaint d'uriner 10 à 12 fois la nuit, de 3 heures à 7 heures du matin. Le jour, sa vessie semble se vider convenablement. Ses urines sont troubles, et à la fin de chaque miction, quelques gouttes de pus apparaissent au méat. Ses digestions sont pénibles, son appétit capricieux. Il a de la constipation. J'explore son urèthre et je ne constate pas de rétrécissement. La boule de l'explorateur s'arrête au niveau de la prostate et nécessite une petite poussée pour vaincre l'obstacle et arriver à la vessie. Je retire l'explorateur et j'introduis une sonde à grande courbure. Je vide la vessie, j'en retire un quart de verre de pus et je fais des lavages méthodiques avec trois litres d'eau borico-phéniquée tiède. A l'exploration rectale, au moyen de l'index, je trouve une prostate très dure, de la grosseur d'un œuf de poule. L'hypertrophie porte sur les trois lobes. Je propose au malade le traitement par l'*Electrolyse en masse* qui est acceptée. Dès le lendemain, 15 novembre, je pratique la première séance, et ce n'est qu'au bout de dix séances d'un quart d'heure chacune, espacées de deux jours, que je puis obtenir le ramollissement complet de la prostate.

Enfin, après avoir surveillé le malade quelque temps, et l'avoir amélioré par des soins méthodiques quotidiens, je le renvoyais chez lui avec le traitement médical et le régime à suivre pendant trois mois. Le 27 janvier suivant, je recevais de lui une lettre que je transcris fidèlement :

« Mon cher docteur, depuis vos opérations d'électrolyse de ma prostate, je me trouve comme en paradis. Ma constipation a disparu, mon appétit est revenu, mes digestions se font bien ; je n'urine plus qu'une fois la nuit, je n'ai plus de pus dans la vessie, je ne souffre plus ; en un mot, je suis guéri. Que faut-il faire maintenant ? Dois-je continuer mon traitement médical, mon régime, etc. ? Je vous remercie de tout mon cœur de vos bons soins et je bénis le Ciel tous les jours d'envoyer de temps en temps sur la terre des savants comme vous pour guérir les humains aussi mal partagés que moi en santé. Je garde aussi pour mon médecin, qui m'a adressé à vous, la plus grande reconnaissance. Recevez, Monsieur et cher docteur, l'assurance de mon amitié sans bornes. Signé R..., officier en retraite. » Ma réponse à cette lettre fut de continuer le traitement médical et le régime approprié encore trois mois et de venir me voir au bout de ce temps. Le 6 avril, je recevais la visite de M. R..., et, après examen, je constatai que le pus avait disparu de la vessie, la prostate était normale, la miction était redevenue parfaite, en un mot que mon prostatique était bien guéri.

Ceci se passait en 1896, j'ai eu le plaisir, pendant l'Exposition, d'avoir la visite de M. R..., dont la guérison s'est parfaitement maintenue depuis 4 ans.

M. B..., brasseur, 48 ans, homme sanguin et puissant, habitant le Nord, vient me consulter le 2 février 1898. Comme antécédents pathologiques, je relève quatre blennorrhagies dont la dernière remonte à 14 ans. Depuis 4 ans, il est atteint de troubles urinaires qui l'affectent beaucoup. Plusieurs fois il lui est arrivé de rester plusieurs heures sans pouvoir uriner. Il ne s'est jamais sondé et il lui suffisait de descendre dans sa cave et d'y séjourner accroupi 20 à 25 minutes pour voir apparaître l'urine. Les dernières gouttes de la miction sont pénibles et se font avec effort. Des hémorrhoïdes abondantes ont envahi depuis longtemps son rectum et le gênent considérablement. A l'exploration je trouve un canal libre, une vessie saine, mais qui a perdu de sa contractilité. La prostate est de la grosseur d'une petite orange, uniformément dure et hypertrophiée. Je le soumets quatre fois à l'*Electrolyse en masse de la prostate*, par séance d'un quart d'heure à un jour d'intervalle.

La prostate étant devenue molle sous l'influence du courant galvanique et du lithium, je lui prescris le *traitement médical organothérapique* et le régime approprié. Au bout de quinze jours, le malade m'écrit qu'il va mieux et qu'il viendra me voir dans trois semaines. Je le revois à la fin de mai et je constate une amélioration très grande. Les accès de rétention ne se sont pas reproduits, il ne souffre plus pour uriner. Son jet est devenu meilleur. La prostate a diminué de moitié, mais comme elle a conservé un noyau central encore dur, je le soumets de nouveau à une série de *trois électrolyses* et lui continue son traitement médical. Dans les premiers jours de juillet, je revois mon malade et je constate qu'il est guéri. Sa prostate est normale, ses mictions régulières, ses nuits sont excellentes, son appétit n'est plus capricieux, ses digestions sont bonnes, ses fonctions sexuelles s'effectuent convenablement. Ses hémorrhoïdes seules subsistent encore, mais sont très amoindries. Ce malade est guéri, mais il a fallu pratiquer sept électrolyses en masse de la prostate. Ce cas est remarquable à cause de l'âge de M. B... et de la ténacité de la maladie, pour la guérison de laquelle deux séries d'interventions électriques ont été nécessaires. J'ai revu ce malade au mois d'août 1900, sa guérison s'est très bien maintenue.

M. P..., négociant à Bourges, 63 ans, homme très délicat, très amaigri, très nerveux, m'est adressé au mois de février derniers par son pharmacien. Ses désordres urinaires sont terribles. Il ne s'est jamais sondé. Au moment d'uriner, il est pris de douleurs affreuses et ce n'est qu'après s'être roulé sur le parquet pendant quelques minutes qu'il peut uriner goutte à goutte. Il ne mange plus, est très constipé, souffre dans les reins et éprouve au périnée un sentiment de pesanteur inexprimable. Sa prostate est peu développée. Le lobe moyen fait une légère saillie en *croupion de poulet* dans la vessie. Je le soumets à l'*électrolyse en masse de la prostate*. Huit séances à deux jours d'intervalle sont nécessaires pour amener un soulagement. Je lui conseille le traitement organothérapique. A la fin du premier mois, il urine presque normalement, et cependant le lobe moyen a peu diminué. Je recommence une série de six électrolyses et je continue le traitement. Au bout du deuxième mois, il est complétement guéri; tout est rentré dans l'ordre.

M. C..., ancien juge, 74 ans, homme très sensible et très affaibli, vient me consulter le 10 janvier dernier. Il est atteint de rétention aiguë revenant au moindre écart de régime, surtout après le coït, car, malgré son grand âge, il a conservé toutes ses facultés. En dehors de cette rétention aiguë, il urine avec un peu de retard, mais enfin il vide bien sa vessie. Sa prostate est peu volumineuse, mais très dure. C'est une hypertrophie totale. Sur sa demande, je lui fais quatre séances d'électrolyse de la prostate à deux jours d'intervalle, et je le soumets au traitement médical. Je le revois un mois après, il n'a eu qu'une seule rétention et n'a plus de retard dans la miction. Je lui refais quatre autres séances d'électrolyse dans les mêmes conditions que les premières, et je lui recommande de continuer son traitement médical. Au bout de trois mois, ses accès de rétention aiguë ont cédé et n'existent plus, sa prostate a repris sa consistance normale et son volume primitif. Il est complétement guéri. Tous les mois, j'ai de ses nouvelles qui continuent d'être excellentes.

Troisième cas. — **Prostate hypertrophiée, cornée et bosselée**

Guérison par la Section des Canaux déférents et l'Electrolyse en masse de la Prostate

M. X..., 64 ans, grand manufacturier, homme fort et vigoureux, m'est adressé en janvier par le docteur Luton, directeur de l'Ecole de Médecine de Reims. Comme antécédents pathologiques, je relève seulement trois blennorrhagies dont la dernière remonte à 39 ans. Les premiers troubles urinaires constatés par le malade remontent à 9 ans et ont débuté par des besoins fréquents d'uriner la nuit, entre une et trois heures du matin, et pendant toute la durée de la toilette. Petit à petit, la force de projection a diminué et le jet d'urine tombe actuellement à ses pieds. Il éprouve des douleurs dans les aines, au périnée et dans les ailes du ventre. L'urine, très claire à l'émission, se trouble dans le vase. Il connaît sa maladie et toute l'étendue des dangers qu'il court depuis sa première rétention. J'examine son urèthre et sa vessie. L'urèthre est tortueux, mais sain. La vessie est sensible, et se contracte bien. Rien d'anormal dans les urines. — L'index introduit dans le rectum trouve une prostate énorme, hypertrophiée en masse, très dure et ne me donnant pas lieu d'espérer la guérison avec le traitement médical, le régime approprié et l'*Électrolyse en masse* de la prostate. Je lui propose la section des *canaux déférents* que je pratique le 23 mars à son hôtel à Paris, en présence de mon distingué confrère le docteur Cahen, de Saint-Denis. Le troisième jour, les troubles urinaires tendent à disparaître. Les besoins sont moins fréquents, les efforts de la fin de chaque miction moins grands. Les douleurs n'existent plus, l'appétit est bon. L'opéré se lève le neuvième jour. Les mictions sont presque normales. La prostate a diminué de plus de moitié. Un mois après, je revois le malade, sa guérison est complète. La prostate est normale. Les mictions sont régulières. Le jet d'urine est lancé. Le malade est tout à fait guéri.

M. D..., rentier, 76 ans, habitant Paris, m'est adressé le 10 septembre par son médecin, le D* Vergne, de Paris. C'est un homme très affaibli, au teint-jaune, mangeant peu, très constipé, et souffrant beaucoup. Il est obligé de se sonder toutes les 2 heures, depuis son premier accès de rétention aiguë qui remonte à 10 ans. Le passage de la sonde devient de plus en plus difficile et l'urèthre de plus en plus sensible. « J'ai la prostate, docteur, grosse comme le poing, c'est le D* Guyon qui me l'a dit, lorsqu'il m'a donné ses soins. Il m'a dit aussi de vivre avec mon ennemi et que cela pourrait encore aller loin comme cela. Mais je vois bien qu'avec les accès de fièvre qui m'arrivent, mes jours sont comptés et que le D* Albaran, l'élève de M. Guyon, qui m'a aussi soigné ces temps dernier, avait raison de dire à un de mes amis que je ne verrais pas le premier de l'an. Mon médecin m'adresse à vous comme le spécialiste de Paris le plus au courant de ma maladie. » J'examine le malade, sa prostate est en effet de la grosseur du poing, la vessie fort malade a perdu de sa sensibilité et de sa contractilité. Le canal est tuméfié, on passe difficilement le n° 14 et non sans douleurs. Il n'y a pas de doute, le malade fait de l'empoisonnement urineux. Je suis de l'avis de M. Albaran, si l'on n'intervient pas, le malade ne verra pas le jour de l'an. Je propose au vieillard la section galvano-électrique, après ligature, des canaux déférents, pratiquée déjà par moi avec plein succès, et il accepte avec empressement.

Le 14 septembre, je l'opère chez lui après avoir anesthésié la région opératoire avec la solution de chlorhydrate de cocaïne, formule Reclus, et m'être entouré de toutes les précautions aseptiques et antiseptiques. Je commence par le côté gauche, je pratique à la peau une incision de cinq centimètres sur le trajet du cordon spermatique sans la moindre douleur. J'arrive au canal déférent, je fais deux ligatures à deux centimètres d'intervalle et je sectionne au galvano-cautère entre les deux ligatures. Je referme la plaie par quatre points de suture et j'applique un pansement antiseptique. Même opération à droite. Le tout a duré une demi-heure. Je mets à l'opéré une sonde à demeure, afin de ne pas être obligé de le sonder toutes les deux heures.

J'enlève la sonde à demeure à la fin du troisième jour. A partir de ce moment, jusqu'au sixième jour, il n'est plus nécessaire de sonder l'opéré que toutes les 6 heures. Le dixième jour, le malade me demande à se lever et se lève 4 heures. Pendant son lever, il urine sans sonde pour la première fois depuis 10 ans. Son appétit est bon, la fièvre urineuse a disparu. La constipation a fait place à des selles régulières. Le quinzième jour, j'explore la prostate, elle est réduite de plus de moitié. Je soumets mon opéré à un régime tonique, tout en le surveillant : Deux mois après l'opération, le jet d'urine est aussi fort que le permet une vessie affaiblie. Il n'urine plus qu'une fois la nuit et encore sans sonde. J'examine la prostate, elle est redevenue normale. Malgré ses 76 ans, M. D... est tout à fait guéri et montre tous les jours une reconnaissance inimaginable.

M. D...., rentier, 70 ans, habitant la province, est alité depuis six mois. Il me prie d'aller le voir dans son pays. Je me décide et me rends auprès de lui le 10 novembre dernier. Depuis huit mois, il n'a vécu que de lait, sa langue est rôtie. Il fait de l'empoisonnement urineux. C'est un grand urinaire. Il est sujet à des pissements de sang, aussi est-il très affaibli. Sur sa demande et celle de sa famille, assisté du médecin du pays qui donne le chloroforme réclamé par le malade, je pratique la section des canaux déférents. En une demi-heure, l'opération est terminée, et une sonde à demeure est établie. Le réveil est bon, l'opération bien réussie. Je quitte le malade le soir même, après avoir donné à son médecin les indications voulues. Je n'ai des nouvelles du malade qu'au bout de dix jours. Il se lève et urine seul. Sa prostate, très grosse avant l'opération, a diminué d'un quart environ. Enfin l'appétit est revenu. Deux mois après, le malade est complètement guéri de ses troubles urinaires, et cependant, me dit son médecin, « la prostate n'a encore diminué que de moitié. Mais peu importe que la régression de sa prostate soit complète, s'il ne souffre plus et urine convenablement ». Je suis absolument de l'avis de mon confrère.

M. T...., propriétaire à Lille, 67 ans, m'est adressé par son pharmacien. C'est un prostatique à la deuxième période dont il éprouve tous les accidents. Il n'accepte ni l'électrolyse en masse de la prostate, ni le traitement organothérapique et réclame de moi la section *galvano-électrique* des canaux déférents. Aucune contre indication ne s'y opposant, je lui pratique la section à son hôtel, à Paris, assisté de mon confrère le Dr Saison. Quinze jours après l'opération, le malade repartait pour son pays, bien portant, mangeant bien, dormant bien et urinant normalement. Je ne l'ai pas revu depuis l'opération pratiquée en février, mais tous les quinze jours il m'écrit qu'il va de mieux en mieux. Je reçois à l'instant une lettre dans laquelle il me dit qu'il est guéri et me sera reconnaissant toute sa vie.

M. P...., officier supérieur en retraite, 74 ans, est prostatique à la troisième période. Son médecin me l'adresse pour lui pratiquer la section des canaux déférents. Le 10 juillet 1900, je l'opère, quinze jours après il était debout, très amélioré, mais pas guéri. Je le soumets alors à l'électrolyse en masse de la prostate, et, à la cinquième séance, tous ses troubles urinaires avaient disparu. Il est guéri et restera guéri.

Quatrième cas. — **Prostate hypertrophiée, grosse et molle**

Guérison par le traitement médical seul

M. P..., 52 ans, membre de l'Université, m'est adressé de la province par son médecin, le 23 décembre dernier. A l'interrogatoire, ce malade présente tous les symptômes du prostatique. Il a été atteint d'une rétention aiguë il y a deux mois, rétention qui a cédé à un grand bain d'une heure de durée. Il urine 8 ou 10 fois, de 2 heures du matin à 6 heures, avec des efforts douloureux. Il ne s'est jamais sondé, éprouvant une répugnance invincible pour le cathétérisme. J'explore son urèthre, et je ne trouve aucun rétrécissement. Au niveau prostatique, l'explorateur dévie à gauche, le reste du trajet uréthral s'effectue normalement. L'index introduit dans le rectum constate une hypertrophie moyenne du lobe droit de la prostate et du lobe moyen. Le lobe gauche est intact. La prostate de ce malade n'étant pas dure, et ayant sa consistance et sa souplesse normales, je le soumets au traitement médical, qu'il suit deux mois avant de revenir me voir. Je l'examine de nouveau à la fin de février. L'amélioration est notable, les lobes droit et moyen ont sensiblement diminué. Les fonctions urinaires s'effectuent assez bien. Il n'urine plus que 2 fois la nuit. Je lui conseille de continuer son traitement encore deux mois. Je le vois arriver dans les premiers jours de mai, la figure radieuse : « Je suis complètement guéri, docteur », me dit-il. En effet, la prostate au toucher est normale, il n'urine plus la nuit, son jet est redevenu puissant et a repris sa force de projection.

M. C..., ancien boulanger, habitant Lyon, homme de haute taille, très amaigri, vient me consulter au mois d'octobre dernier. Il souffre beaucoup, son moral est frappé. Il urine 10 à 12 fois dans la seconde moitié de la nuit, 6 à 8 fois pendant la journée. Il est atteint d'incontinence incomplète, c'est-à-dire qu'il ne peut retenir son urine lorsque le besoin d'uriner se fait sentir. Les médecins de Lyon l'ont soumis à un traitement resté sans effet. Je l'examine avec soin. Sa vessie, et il vient cependant d'uriner sous mes yeux environ 150 gr., remonte jusqu'à l'ombilic. Elle ne se contracte plus, c'est de la rétention incomplète et chronique, car il y a six ans qu'il vit ainsi. Cette rétention incomplète ne lui permet d'uriner que par *regorgement* et *au moment même du besoin*. Le canal est libre, mais le méat est anormalement étroit. Le toucher de la prostate par le rectum nous fournit des renseignements précieux. La prostate est uniformément hypertrophiée et de la grosseur d'une mandarine. Sa dureté est moyenne et je porte le diagnostic d'hypertrophie par congestion, étant donné l'état même de la muqueuse rectale qui est épaissie, chaude et lardacée. Je commence à débrider le méat. Puis je soumets le malade au traitement médical et au régime approprié. Le premier mois se passe sans beaucoup de changement. Le deuxième mois du traitement voit déjà les symptômes s'amender. Les envies d'uriner sont moins fréquentes, et surtout moins irrésistibles. La constipation a disparu, le malade prend courage. Le troisième mois l'amélioration continue. Les mictions ne se font plus que 5 fois la nuit et 3 fois le jour. L'appétit est bon, la gaîté est revenue. Enfin le quatrième mois voit la fin de la maladie. La prostate au toucher est redevenue normale, la muqueuse rectale est saine, les mictions sont régulières et bonnes, la vessie se vide bien. La joie de M. C... est inexprimable, car il n'espérait pas guérir. On aurait été attristé à moins, après avoir subi sans résultat six ans de traitement dans le seconde ville de France.

M. K..., colonel en retraite, 60 ans, homme fort et vigoureux, se présente à mon cabinet au mois de novembre dernier, adressé par son médecin. Il est atteint de rétention complète chronique, et est obligé de vider sa vessie 5 ou 6 fois la nuit et autant le jour. Il souffre d'un spasme vésico-uréthral qui se produit au moment de la sortie des dernières gouttes d'urine par la sonde. Avant de se sonder, il éprouve une assez violente douleur dans la vessie. Il ressent dans le canal un sentiment de brûlure, et est atteint d'un léger écoulement blanc laiteux. J'examine sa prostate et je la trouve uniformément grosse comme une orange et molle. C'est une hypertrophie totale. La vessie ne contient pas de pus. A l'exploration de l'urèthre, je constate un rétrécissement *large* laissant pénétrer une sonde n° 17, et situé derrière le collet du bulbe. Le malade se tourmente beaucoup et parle de se détruire. Il me demande de le guérir par n'importe quel moyen, voire même par la section des canaux déférents. Je lui explique que, selon moi, il peut guérir sans cette intervention, que son hypertrophie prostatique a pour cause son rétrécissement, et qu'une fois le rétrécissement guéri, il a toutes les chances de guérir par le traitement médical. Il se rend à mon avis et je l'opère de son rétrécissement le jour même, puis je le soumets au traitement organothérapique. Deux mois après, sa prostate avait diminué des 3/4 et il urinait presque normalement. Le quatrième mois il était tout à fait guéri. Tous les mois je reçois du colonel une lettre de remerciement.

M. Q..., bijoutier à Paris, 57 ans, homme grand et maigre, très délicat, m'est adressé par M. le Dr Straus, professeur à la Faculté de Paris, médecin des Hôpitaux, membre de l'Académie de Médecine. Il urine par regorgement et est atteint d'incontinence. C'est un prostatique rétentionniste avec distension vésicale. Il ne souffre pas énormément, mais il est obligé de porter depuis six mois un urinal en caoutchouc. Sa prostate molle est de la grosseur d'un œuf de pigeon. Le lobe moyen est intact; les deux lobes latéraux sont envahis par l'hypertrophie. J'explore son canal et je constate un rétrécissement *large* laissant facilement passer un explorateur n° 16, situé dans la région membraneuse. Je lui explique que la première chose à faire est de guérir le rétrécissement par l'électrolyse linéaire. Huit jours après, je l'opérais de son rétrécissement et le soumettais au régime et au traitement médical. Au bout de deux mois il ne perdait plus d'urine et pissait comme autrefois. La prostate avait repris son volume.

Soixante-quinze malades ont pu guérir cette année par le traitement médical seul, sans aucune intervention électrique sur la prostate.

N. B. — Le cadre de ce traité ne m'a pas permis d'y faire figurer un plus grand nombre d'observations de guérisons de la prostate. J'ai choisi celles qui m'ont paru les meilleures pour éclairer les lecteurs. Je les ai groupées en quatre séries de quatre observations chacune répondant aux quatre cas que j'ai décrits un à un au paragraphe *examen du malade* et conduite à tenir pour son traitement.

VESSIE

Description. — La vessie est un réservoir musculo-membraneux, dans lequel s'accumule l'urine venue des reins par les uretères, jusqu'au moment où les contractions vésicales l'expulsent au dehors par l'urèthre. Chez l'homme adulte elle a la forme d'un ovoïde dont la grosse extrémité regarde en haut, et dont le grand diamètre est oblique de haut en bas et d'avant en arrière. Sa capacité est très variable, selon les sujets; elle peut être de 300 à 400 grammes et même plus; mais, en réalité, à l'état physiologique, elle est exactement représentée chez chaque individu par la quantité d'urine qu'elle contient quand le besoin d'uriner se fait sentir. Elle est fixée dans le petit bassin par de nombreux replis du péritoine dont elle est coiffée comme par une calotte; par sa partie inférieure qui se continue avec l'urèthre et la prostate; par des ligaments antérieurs qui s'attachent à la face postérieure du pubis; enfin par trois ligaments suspenseurs, sorte de cordon fibreux, vestiges de la vie fœtale, qui partent de sa partie supérieure pour s'insérer à l'ombilic.

Surface extérieure de la Vessie. — Pour faciliter l'étude des rapports de la vessie avec les organes qui l'entourent, on divise sa surface extérieure en six parties : Une face antérieure, deux faces latérales, une face postérieure, une base et un sommet.

FACE ANTÉRIEURE. — Cette face regarde en avant; quand la vessie est vide, elle est entièrement cachée derrière le pubis; quand elle est pleine, elle s'applique contre la paroi abdominale; au fur à mesure que la vessie se remplit, le péritoine qui la recouvre se déprime entre elle et cette paroi, et forme ainsi un cul-de-sac de 4 à 5 centimètres au-dessus du pubis. Ce cul-de-sac permet d'aborder la face antérieure de la vessie sans blesser le péritoine. Aussi c'est elle que l'on sectionne pour extraire la pierre dans la taille hypogastrique, ou pour pratiquer la cystotomie sus-pubienne (opération de l'oncot). C'est par elle que l'on fait la ponction de la vessie avec l'aspirateur Potain. Quand la vessie est distendue par l'urine ou un liquide qu'on y a introduit, elle se présente au-dessus du pubis et au-dessous de la paroi abdominale sous forme d'une énorme tumeur mate à la percussion. Entre la vessie et le pubis il existe un espace celluleux que l'on nomme cavité de Retzius.

FACES LATÉRALES. — Ces faces n'apparaissent que lorsque la vessie est pleine. Elles sont en rapport à ce moment avec le releveur de l'anus et les canaux déférents.

FACE POSTÉRIEURE. — Cette face est très variable dans ses formes et ses dimensions. Quand la vessie est vide

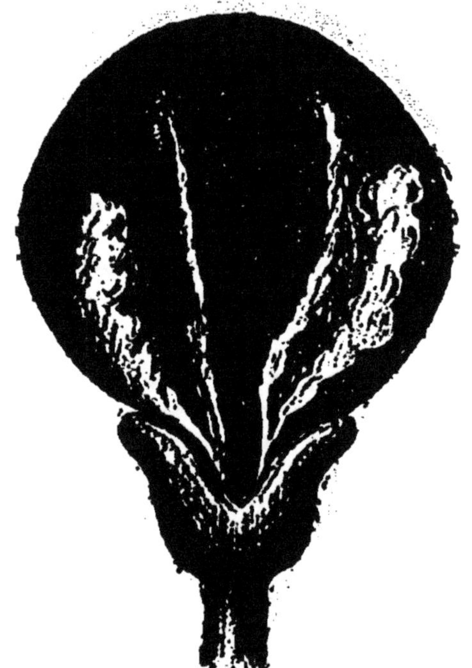

Figure 8, dessinée par l'Auteur

LÉGENDE. — Cette figure représente la vessie, la prostate, les deux glandes séminales et les ampoules des deux canaux déférents.

elle est triangulaire à sommet supérieur; quand elle est pleine, elle est convexe et beaucoup plus grande, et regarde en haut et en arrière. Entièrement recouverte par le péritoine elle repose sur le rectum. Elle est aussi constamment en rapport avec le côlon et les anses grêles intestinales.

Base. — La base de la vessie est assise sur la base de la prostate. En arrière, elle repose sur le rectum dont elle n'est séparée que par l'aponévrose prostato-périnéale, et est en rapport avec les vésicules séminales et les canaux déférents. Cette disposition anatomique permet au moyen du toucher rectal : — 1° de sentir et de reconnaître une sonde métallique introduite dans la vessie; 2° de constater l'existence d'une tumeur ou d'un calcul vésical; 3° d'arriver à la vessie sans blesser le péritoine; 4° de refouler la vessie en haut par l'introduction dans le rectum d'une poche en caoutchouc que l'on peut gonfler au degré voulu avec de l'air ou de l'eau; enfin *de se rendre compte pourquoi un lavement laudanisé, un cône médicamenteux, ou tout autre topique, peuvent apporter le calme dans une vessie malade.*

Sommet. — Le sommet de la vessie est entièrement mobile et en rapport dans toutes ses positions avec les anses intestinales. Il donne naissance par son centre à *l'ouraque*, et par ses faces latérales, aux artères ombilicales oblitérées qui constituent les trois ligaments suspenseurs de la vessie déjà décrits. Sa direction est celle de l'ombilic qu'elle regarde.

Surface intérieure de la Vessie. — La surface intérieure de la vessie présente les mêmes divisions topographiques que la surface extérieure. Chez l'adulte, la paroi interne de la vessie est d'un blanc grisâtre; au lieu d'être lisse comme chez l'enfant, elle prend un aspect aréolaire. Ce fait résulte d'une hypertrophie par îlots, de faisceaux de la couche musculaire sous-jacente. Chez certains sujets ces faisceaux sont tellement hypertrophiés qu'ils forment dans la vessie de véritables colonnes (*vessie à colonnes*).

La muqueuse, soulevée par les parties hypertrophiées, se déprime dans leurs intervalles, et ces dépressions sont quelquefois si considérables qu'elles constituent dans la vessie de véritables cellules (*vessie à cellules*) où des calculs peuvent pénétrer et s'enchatonner.

Trigone vésical. — La seule partie intéressante de la

surface intérieure de la vessie est sa base. En l'examinant d'avant en arrière, on y rencontre une petite surface triangulaire, toujours lisse et unie, nommée *Trigone vésical* ou de Lieutaud, en rapport avec la prostate. C'est à son niveau que la vessie présente sa plus grande épaisseur. Le trigone vésical a la forme d'un triangle équilatéral dont la base est située en arrière, et dont les côtés varient de 2 à 5 centimètres de longueur, suivant que la vessie est vide ou pleine. Chacun des angles de ce triangle possède un orifice. A son angle antérieur débouche le canal de l'urèthre ; à ses deux angles postérieurs, les uretères,

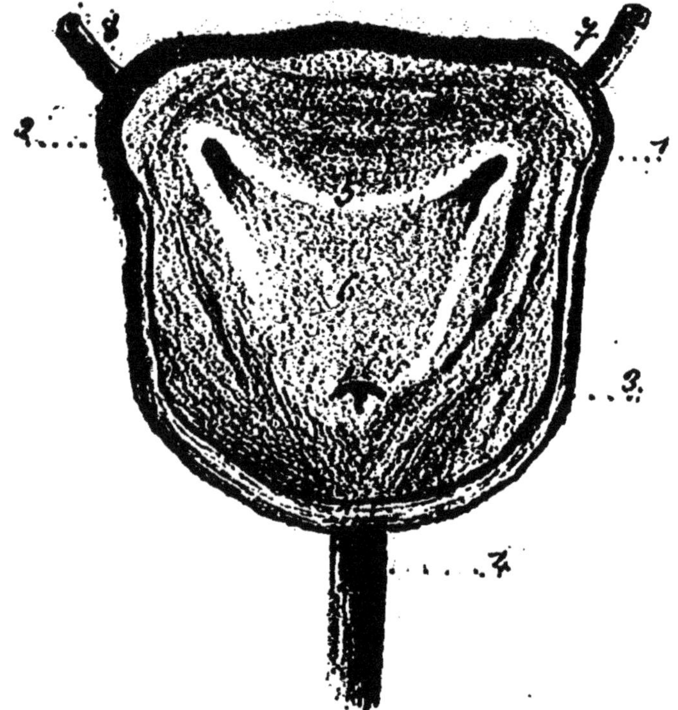

Figure 9, dessinée par l'Auteur

LÉGENDE. — 1, 2, Orifices internes des uretères représentant les angles postérieurs du trigone vésical. — 3, Orifice interne de l'urèthre formant l'angle intérieur du trigone vésical. — 4, Urèthre. — 5, Bourrelet interurétérique. — 6, Surface triangulatre du trigone. — 7, Uretère gauche. — 8, Uretère droit.

sous la forme d'une petite fente taillée en biseau. Entre ces deux orifices s'étend un bourrelet saillant, le *bourrelet nterurétérique.*

Bas-fond de la Vessie. — La partie de la face intérieure de la base de la vessie, située en arrière du trigone, est le *bas-fond de la vessie*. Il est en rapport avec les vésicules séminales et l'ampoule des canaux déférents. Il a la forme d'une dépression ellipsoïde transversale qui est plus ou moins accusée, selon que la *saillie* du bourrelet interurétérique est plus ou moins grande. Chez le vieillard, la profondeur du bas-fond de la vessie est considérablement augmentée, d'une part, par la hauteur du bourrelet interurétérique qui est très développé, et d'autre part, parce que la prostate, en s'hypertrophiant, soulève le trigone vésical. C'est dans ce *bas-fond* que les calculs vésicaux s'accroissent et que séjourne, après les mictions, l'urine que les contractions vésicales ont été impuissantes à expulser.

Le *sphincter* et le *col vésical* ont été décrits avec l'urèthre, je n'y reviendrai pas.

Structure de la Vessie. — La vessie est formée par trois tuniques. La tunique externe est séreuse, la moyenne musculaire, l'interne muqueuse. Elle renferme en outre des artères, des veines et des nerfs.

Tunique séreuse. — Cette tunique dépend du péritoine. Elle recouvre le sommet de la vessie, ses faces latérales et sa face postérieure ; puis elle se jette sur les régions environnantes et forme ainsi, autour du réservoir urinaire, un cul-de-sac circulaire : le *cul-de-sac périvésical*. En avant, elle gagne de la face antérieure, la paroi abdominale, pour former au-dessus du pubis, quand la vessie est distendue, le *cul-de-sac prévésical* dont j'ai déjà parlé. En arrière, en passant de la vessie sur le rectum, elle donne naissance au *cul-de-sac vésico-rectal* qui est la partie la plus déclive de la cavité péritonéale. Elle est reliée à la face externe de la tunique moyenne par du tissu cellulaire lâche. Quand une vessie trop distendue vient à se rompre, l'urine fait irruption dans le péritoine et occasionne une péritonite mortelle.

Tunique musculaire. — Les fibres musculaires qui constituent cette tunique sont des fibres lisses. On les divise en *fibres longitudinales*, ce sont les plus *superficielles*, en *fibres circulaires* et en *fibres plexiformes profondes*. Toutes ces fibres sont reliées solidement entre elles par du tissu cellulaire. Ainsi unies, ces trois cou-

4

ches musculaires constituent un seul et même muscle : le *muscle vésical*. Sa fonction consiste à expulser, par ses contractions, l'urine de la vessie dans l'urèthre, qui la déverse au dehors. C'est le *muscle expulseur* de l'urine.

TUNIQUE MUQUEUSE. — La muqueuse vésicale tapisse la surface intérieure de la vessie tout entière. Elle fait suite à la muqueuse des uretères et se continue avec celle de l'urèthre. Sa couleur est blanchâtre chez l'enfant, cendrée chez l'adulte, rougeâtre chez le vieillard, par suite des congestions sanguines auxquelles elle est si souvent et si facilement exposée. Elle est très peu épaisse, mais très résistante. Sa surface extérieure se moule sur la tunique musculaire à laquelle elle adhère fortement ; sa surface intérieure ou épithéliale est en contact continuel avec l'urine.

ARTÈRES, VEINES ET NERFS DE LA VESSIE. — Les artères de la vessie sont : les vésicales inférieures et supérieures, les vésicales antérieures et les vésicales postérieures. Elles se ramifient dans les parois de la vessie et constituent dans le chorion un réseau fin et délié. La région du trigone est la plus vascularisée. Les veines abordent toutes les parties de la vessie et se jettent dans le plexus veineux vésico-prostatique.

Les nerfs sont fournis par le plexus hypogastrique.

MALADIES DE LA VESSIE

Généralités. — Les maladies de la vessie sont très communes. Cela tient, du reste, à sa situation anatomique et à ses fonctions. On se rend très bien compte que la plupart des maladies des reins doivent avoir sur cet organe un retentissement considérable. Tantôt, en effet, ce sont des petits calculs que l'urine entraîne des reins dans la vessie où ils séjournent et se développent avec tous leurs accidents ; tantôt encore c'est une néphrite purulente qui déverse son pus dans ce réservoir et l'empoisonne

Nous avons vu, d'autre part, en étudiant les rétrécissements de l'urèthre et l'hypertrophie de la prostate, que presque toutes leurs complications ont pour siège la vessie. On peut donc dire d'une façon générale que les

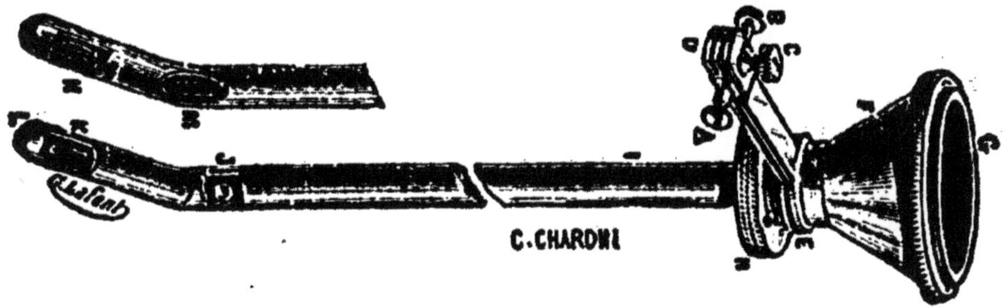

Figure 10

LÉGENDE. — Cette figure représente le *Cystoscope* perfectionné dont je me sers pour l'éclairage électrique de la vessie

maladies de la vessie ne sont, le plus souvent, que la conséquence de l'état morbide des autres parties de l'appareil urinaire. Jusqu'à ces dernières années, leur traitement était encore incertain, car il était très difficile de pouvoir établir, *dans les ténèbres*, un diagnostic positif. Mais aujourd'hui, grâce à la *lumière électrique*, on est parvenu à *éclairer* l'intérieur de la vessie, que l'on peut *examiner* aussi facilement qu'on examine la *bouche*, par exemple. Avec de tels moyens, il est aisé de comprendre que l'on soit arrivé à la précision dans le diagnostic, ce qui était impossible avant ce mode d'éclairage adapté au *cystoscope*, et, comme conséquence, à instituer un traitement rapidement curateur.

CYSTITE AIGUË

Etiologie. — On nomme *cystite* l'inflammation de la vessie quelles qu'en soient la nature et l'étendue. C'est de beaucoup la plus fréquente des affections vésicales. Elle peut être aiguë ou chronique. Les causes de la cystite admises par les auteurs sont très nombreuses. Il faut mettre au premier rang le *traumatisme*, contusions ou froissement de cet organe; le traitement intempestif et irrationnel des uréthrites; la cantharide; les diurétiques irritants — bière, cresson, asperges; — l'augmentation, dans l'urine, des phosphates et de l'acide urique; les rétrécissements de l'urèthre; les calculs vésicaux; l'hypertrophie de la prostate, les tumeurs et les tubercules de la vessie; la propagation à la vessie de l'inflammation des organes voisins; la blennorrhagie; les néphrites; la constipation; les hémorrhoïdes; l'abus des boissons alcooliques; les excès vénériens, et surtout l'action du froid humide.

Sous l'influence de l'une quelconque de ces causes, l'inflammation de la muqueuse vésicale peut se produire et déterminer un état de réceptivité favorable au développement des agents infectieux, les microbes. Je suis, sur cette question, complètement de l'avis de mon confrère le Dr Guyon. Je n'admets pas l'infection vésicale, en un mot, la présence du pus dans la vessie, sans altération primitive de la muqueuse vésicale. C'est elle qui débute, le microbe vient après, sinon le sondage le mieux pratiqué serait le plus souvent une cause d'infection, ce qui, heureusement, n'est pas. La muqueuse de la vessie n'est ouverte aux microbes qu'autant qu'elle est à l'état pathologique, c'est-à-dire enflammée, malade, et c'est alors seulement que le microbe s'y implante et s'y développe avec tous ses accidents.

Le Dr Guiard a prouvé qu'une injection d'urine ammoniacale purulente ne faisait jamais naître la *cystite* dans une *vessie intacte* et *saine*, et qu'elle apparaissait très rapidement, au contraire, dans une vessie *traumatisée* et malade. Il résulte de ces expériences et de celles de Voil-mier qu'un sondage, même *septique*, serait impuissant à déterminer une cystite dans une vessie SAINE. Dans une thèse très remarquable soutenue, il y a peu de temps, devant la Faculté de Médecine de Paris, le Dr Reblaud s'en tient, dans ses conclusions, aux idées du Dr Guyon et aux miennes par conséquent. En réalité, le microbe ne peut cultiver dans une *urine* et une *vessie saines ;* mais s'il survient une rétention, une congestion, une alté-ration quelconque de la muqueuse sous l'influence d'une des causes générales citées au début de ce travail, le mi-crobe s'y développera et, en même temps qu'il décompo-sera l'urée, il produira le pus.

Examinons maintenant les voies de pénétration des microbes dans la vessie enflammée. Elles sont multiples et complexes. Le Dr Posner vient de prouver par des faits cliniques irréfutables et que j'ai moi-même eu lieu de constater bien souvent dans ma pratique, que le coli-bacille ou *bacterium coli commune*, pour ne citer que lui, peut pénétrer dans la vessie par la *circulation*. Plus ré-cemment encore, les gynécologues ont établi la migration directe du même bacille à *travers la paroi vésicale*. Per-sonne ne songe plus à contester l'infection spontanée tuberculeuse ou blennorrhagique. La propagation par l'urèthre offre aussi le plus grand intérêt pratique, et l'on sait que la migration de ces microbes peut se faire *sponta-nément*, si le sphincter vésical est paralysé. Même en dehors de ce cas particulier, les microbes de la cystite viennent le plus souvent de l'urèthre, dans lequel ils habitent normalement chez l'homme, et pénètrent dans la vessie à travers les plaies, les ulcérations et les érail-lures, toutes solutions de continuité que peut déterminer, soit le sondage le plus parfait, le plus aseptique, soit *toute autre cause*. Il découle de ces faits que le chirur-gien ne doit pas pratiquer de cathétérisme sans s'entourer de tous les soins aseptiques les plus rigoureux.

Les principaux microbes de la cystite sont : le *bacte-rium coli commune*, le *bacillus ureæ*, le *micrococcus ureæ*, le *staphylococcus pyogenes aureus*, le *streptococ-cus ureæ*, etc., etc.

Symptômes. — La cystite aiguë est caractérisée par trois symptômes constants : 1º la *fréquence* des envies d'uriner ; 2º la *douleur ;* 3º la *présence* du *pus* dans les urines.

La *fréquence* est très variable. Elle peut être de 10 à 15 fois par 24 heures dans les cas légers, de 20 à 30 dans les cas moyens et de 100 à 120 dans les cas très graves.

Non seulement il y a fréquence, mais le besoin est irrésistible, impérieux ; le malade urinerait dans son linge s'il n'obéissait pas de suite à ce besoin.

La *douleur* est naturellement liée à la fréquence. Très forte au début de la miction, elle s'atténue peu à peu pour reparaître avec les dernières gouttes d'urine. Quelquefois elle est atroce et s'accompagne de la sortie involontaire des matières fécales. Enfin, souvent les dernières gouttes d'urine donnent dans l'urèthre une sensation de brûlure effrayante.

Le *pus* apparaît toujours dans les urines au cours de la cystite. Il est surtout abondant au commencement et à la fin de chaque miction. Il est facile de constater ce fait en faisant uriner le malade dans trois verres et cette constatation est de la plus haute importance. En effet, si le premier jet d'urine contient beaucoup de pus, c'est que l'inflammation est localisée au *trigone* et à l'urèthre profond. Si le dernier jet est le plus chargé de pus, c'est que l'on est en présence d'une inflammation du col.

Certaines formes de cystites s'accompagnent d'hématurie ou pissement de sang. L'expérience des trois verres nous permet encore de savoir que le sang est émis au col, s'il correspond aux dernières contractions de la vessie ; contrairement aux prostatiques dont les urines sanguinolentes pendant toute la durée de la miction prouvent que le corps de la vessie prend part à l'hématurie.

Durée, complications, pronostic. — L'évolution de la cystite varie avec l'individu chez lequel elle s'est développée. Certains sujets sont tellement prédisposés que l'on voit paraître et disparaître chez eux des accès de cyscite sous l'influence du moindre excès, du plus petit écart de régime, du plus petit refroidissement. Les cystites *sans lésion* des organes urinaires guérissent généralement très vite. Celles qui sont liées à des rétrécissements, à des calculs, les cystites des prostatiques, sont plus rebelles. Quoi qu'il en soit, il n'est pas permis d'affirmer la guérison tant que l'examen bactériologique n'a pas démontré la stérilité du contenu vésical. Des complications quelquefois graves peuvent survenir. L'épithélium de la muqueuse peut se mortifier sur certains points et se détacher en lambeaux que l'urine entraîne avec douleur. On a créé de nombreuses variétés de cystites, mais toutes peuvent être ramenées au type que j'ai décrit.

Traitement. — Le traitement de la cystite est multiple et dépend de la cause dont elle émane. Se trouve-t-on en présence d'un rétrécissement? Il faut s'empresser de le détruire par l'électrolyse linéaire de façon à permettre à la vessie de se vider. La cystite survient-elle à la suite d'un traumatisme à la vessie? Il faut le plus souvent mettre une sonde à demeure et pratiquer des lavages antiseptiques. Coïncide-t-elle avec une *pierre* dans la vessie? Il faut par un traitement palliatif et modificateur ramener le plus de calme possible dans l'organe, et aussitôt ce résultat obtenu, opérer par la taille hypogastrique, etc., etc. Le traitement médical est favorable dans bien des cas. Le bromure, le salol, le santal, le buchu, le myrtol, la térébenthine, l'opium, la morphine, la cocaïne sont de précieux adjuvants. Les lavages de la vessie sans sonde rendent souvent les plus grands services. Il en est de même des grands bains tièdes prolongés, des lavements laudanisés et des purgatifs. Mais chaque cas exige un traitement spécial et par conséquent un diagnostic rigoureux et précis. Or, le diagnostic de la cystite est parfois délicat, alors même que la triade symptomatique est au complet, car il existe des *fausses cystites*, qui bénéficient toujours de l'abstention des moyens actuels de traitement.

CYSTITE CHRONIQUE

Symptômes. — Toutes les causes capables de produire la cystite aiguë peuvent engendrer la cystite chronique. Elle survient du reste le plus souvent à la suite de la cystite aiguë, qui passe peu à peu à l'état chronique; mais elle peut aussi s'établir lentement, sournoisement, comme cela a lieu chez les prostatiques rétentionistes, qui sont obligés de se sonder tous les jours. Il est fréquent aussi de voir, dans le cours d'une cystite chronique, survenir les poussées aiguës plus ou moins intenses, plus ou moins longues. La cystite chronique, comme la cystite aiguë, possède les trois symptômes : *fréquence* des envies d'uriner, *douleur*, et *présence* du *pus* dans l'urine.

La *fréquence* dans la cystite chronique dite douloureuse, ne le cède en rien à celle de la cystite aiguë. Dans la cystite chronique ordinaire, elle est en général peu accentuée, sauf quelquefois chez les vieillards prostatiques.

La *douleur* est liée à la fréquence. Elle se traduit par une sensation de brûlure ou de cuisson au début de l'émission de l'urine, disparaît pendant que l'urine s'écoule et reparaît avec les dernières gouttes d'urine. Elle est souvent atroce dans la cystite chronique dite douloureuse. Elle envahit non seulement la région vésicale, mais encore l'urèthre, les membres inférieurs et le rectum, où elle provoque du ténesme et des épreintes affreuses.

L'*abondance* du *pus* dans les urines est fort variable; elle est généralement plus accentuée au commencement et à la fin de la miction, ce qui prouve que l'inflammation prédomine au col vésical. Quand on trouve du pus dans l'urine du milieu de la miction, on peut être certain que l'inflammation s'est propagée à une plus grande étendue de la vessie. L'urine émise, trouble ou simplement louche, abandonne dans le fond du vase un dépôt plus ou moins abondant. Si l'urine qui surnage ce dépôt est claire, c'est qu'il n'existe chez le malade que de la cys-

tite ; si elle est trouble, c'est qu'il existe en même temps
de l'inflammation des reins ou néphrite. L'aspect du pus
dans les urines est très différent selon les cas. Tantôt il
est jaune, louable ou verdâtre ; tantôt il se présente
comme un nuage ou sous forme de filaments (muco-pus) ;
tantôt c'est une matière laiteuse, gluante, visqueuse et
adhérente au vase. C'est cette dernière forme de pus qui
constitue le *catarrhe vésical*. Cette matière visqueuse
provient de la transformation du pus que fournit la
muqueuse de la vessie par l'action de l'ammoniaque de
l'urine.

L'odeur de l'urine est souvent très forte, piquante,
ammoniacale. Les microbes de la cystite chronique sont
les mêmes que ceux de la cystite aiguë.

La cystite chronique peut exister assez longtemps sans
avoir un retentissement très grave sur l'état général.
Quoi qu'il en soit, il arrive toujours à un moment donné
que les malades s'affaiblissent, prennent le teint pâle et
terreux ; la peau devient sèche, la langue pâteuse,
l'appétit peu marqué, les digestions pénibles. Alors le pus
augmente, la néphrite purulente se déclare et ils suc-
combent.

Variétés. — Les lésions de la muqueuse vésicale qui
ont lieu dans la cystite chronique sont très diverses et
ont permis de la diviser, pour en faciliter l'étude, en un
certain nombre de *variétés*. C'est ainsi que l'on décrit une
cystite pseudo-membraneuse, une *cystite gangréneuse*,
une *cystite ulcéreuse*, une *cystite fongo-vasculaire*.
Quant à moi, je ne considère ces différentes formes que
comme des complications de la cystite chronique ordinaire et j'ai la conviction que l'on peut éviter ces graves
accidents si l'on sait se soigner à temps et s'en remettre
pour cela à un spécialiste expérimenté. Les symptômes,
du reste, diffèrent peu de ceux de la cystite chronique
type que j'ai décrite, et les signes de ces diverses complications, n'étant appréciables que par le chirurgien
seulement, ne sauraient trouver leur place dans ce
traité.

Traitement. — Les conditions à remplir pour traiter avec succès une cystite chronique sont très complexes. La première des indications à satisfaire est de
supprimer la cause qui a pu la faire naître : rétrécissements, calculs vésicaux, corps étrangers, tumeurs diverses, etc., etc. La seconde est de désinfecter la vessie

par des lavages antiseptiques, ordinaires ou à double courant. On doit chercher à réaliser par tous les moyens possibles l'antisepsie de l'urine, en tenant compte, bien entendu, de la tolérance gastrique du malade. Les instillations ou les injections vésicales modificatrices, au sublimé ou au protargol, donnent souvent les meilleurs résultats. Malheureusement la vessie ne les supporte pas toujours très bien et on voit éclater, sous leur influence, des accès de fièvre urineuse ou une recrudescence de la douleur. En somme, le traitement habilement conduit consiste : 1° à *vider* la vessie avec la sonde, méthodiquement et selon les règles; 2° à la *laver* convenablement; 3° à l'*instiller* pour modifier sa muqueuse. Cette triple réalisation tendra naturellement à diminuer l'inflammation et par conséquent le pus, la fréquence des envies d'uriner et enfin la douleur. Mais il arrive aussi que, malgré la diminution du pus, l'amélioration de la muqueuse et l'asepsie de l'urine, les douleurs persistent sans qu'on puisse en expliquer la raison et deviennent même atroces, intolérables, incompatibles avec la vie. Comment soulager de telles souffrances?

Jusqu'à ces derniers temps, on en était réduit à suivre les traditions de l'École chirurgicale et à pratiquer l'opération de Poncet, qui consiste à ouvrir le ventre et la vessie, puis à suturer la vessie à la paroi abdominale en laissant une ouverture, dite *méat hypogastrique*, destinée à évacuer l'urine. Il est juste de reconnaître que, presque dans tous les cas, cette opération arrête brusquement la douleur. Mais les inconvénients d'uriner par un tube fixé dans le bas-ventre et les autres conséquences graves qui résultent de cette intervention font que les malades ne l'acceptent pas toujours et préfèrent succomber.

La science en était là, lorsque mes études en Électrothérapie me permirent d'espérer que les douleurs vésicales devaient être justiciables de l'électricité, au même titre que les douleurs en général. Sans tarder, je me mis à l'œuvre. Mes efforts furent bientôt couronnés de succès, et ce sont ces résultats merveilleux que j'ai publiés en avril dernier dans le journal *Le Phare Médical*, que je mets dans les mêmes termes sous les yeux du lecteur. Cet article m'a valu de nombreuses lettres de félicitations des confrères qui en ont pris connaissance. J'espère que personne n'osera cette fois s'attribuer ma découverte, qui a, du reste, fait l'objet d'un pli cacheté à l'adresse de plusieurs sociétés savantes.

DU TRAITEMENT ÉLECTRIQUE

DES DOULEURS VÉSICALES

Par le Docteur Bazénerie

(Article extrait du journal *Le Phare Médical* du 1er avril 1897, reproduit dans la *Revue internationale d'Électrothérapie et de Radiothérapie*, numéro de juin et juillet.)

LA question des douleurs vésicales domine, à mon sens, toute la pathologie des voies urinaires. C'est pour cela que leur traitement a si légitimement préoccupé tout le temps le médecin. Je n'ai pas l'intention, dans ce court travail, d'étudier leur étiologie; je me contenterai d'indiquer le procédé que j'emploie dans un certain nombre de cas, procédé entièrement électrique, pour en délivrer le malade. Les résultats thérapeutiques que j'ai obtenus depuis deux ans, me confirment dans cette idée que l'électrothérapie aura été le meilleur des moyens employés jusqu'ici. Appelé à soigner tous les ans un contingent important de maladies des voies urinaires et en particulier de cystites graves, de prostatites à la 3e période, de tuberculose vésicale, de cystalgie, etc., et après avoir essayé les moyens classiques, la plupart du temps sans résultats appréciables, j'avais tenté la galvanisation intra-vésicale, sous la forme de bains galvaniques de la vessie. Bien souvent, par ce moyen, j'obtenais chez mes malades un soulagement momentané de leurs douleurs vésicales. Mais, après quelques jours d'accalmie, les douleurs reparaissaient aussi fortes, aussi violentes. En somme, si je calmais, je ne guérissais pas.

M'étant souvenu des bons effets microbicides et des actions électrolytiques secondaires obtenus avec le cuivre rouge électrolytique à la fin de 1891, par le Dr Gautier, là où l'action électrolytique simple était restée inefficace, l'idée me vint de remplacer le fil de platine dont je me servais comme électrode intra-vésicale, par un fil de cuivre rouge. Les résultats ne tardèrent pas à se faire attendre et je puis dire qu'ils furent très satisfaisants. J'ai eu l'occasion de mettre en pratique mon procédé de bain galvanique de la vessie avec le cuivre rouge comme électrode intra-vésicale dans 21 cas différents; 11 fois dans le spasme vésico-uréthral si douloureux des prostatiques, 6 fois dans les cystites chroniques très douloureuses (cystites pseudo-membraneuses ou ulcéreuses, cystite fongo-vasculaire), 3 fois dans la tuberculose vésicale, une fois dans une cystalgie très intense, et toujours l'élément douleur a disparu avec rapidité et sans récidive.

Voici la description du procédé que j'emploie. Il n'exige qu'un outillage peu compliqué et dont il est très facile de réaliser l'asepsie :

1° Pratiquer un lavage de la vessie avec de l'eau boriquée tiède à 3 0/0 et phéniquée à 1 0/0.

2° Injecter dans la vessie, par la même sonde qui a servi au lavage, 20 à 30 grammes d'eau boriquée tiède contenant un gramme de chlorure de sodium par 10 grammes d'eau et un centigramme de chlorhydrate de cocaïne.

3° Introduire très lentement dans la vessie, par la sonde, légèrement inclinée vers le pubis, un fil de cuivre électrolytique, dont la longueur, calculée d'avance, dépassera d'un centimètre environ l'œil de la sonde dans la vessie. Ce fil de cuivre sera relié au pôle positif. (On pourrait employer aussi, au lieu du fil, une petite boule en cuivre rouge montée sur une tige garnie d'une petite sonde.)

4° Le pôle négatif est en communication avec une plaque en étain recouverte d'une peau de chamois et d'un gâteau de coton hydrophile, le tout imprégné d'eau salée et appliqué sur la région vésicale.

5° De la main gauche, tenir le pénis perpendiculairement au bassin; de la main droite, appuyer sur la plaque recouverte d'un linge.

6° L'aide manœuvre la manette de la pile à courant continu, dont l'opérateur suit l'action électrique sur un galvanomètre apériodique intercalé dans le courant positif et placé sous ses yeux.

Lorsque le galvanomètre indique 3 ou 4 milliampères avec les éléments fournis au départ, il faut attendre deux ou trois minutes qu'il ait atteint 7 à 8 milliampères. On demande à l'aide 3 ou 4 nouveaux éléments et on arrive ainsi graduellement, en cinq ou six minutes, à 15, 16, 17,... 20 milliampères que l'on ne doit pas dépasser. Au bout de dix à douze minutes, le malade accuse un sentiment de chaleur qui s'étend de la vessie à la plaque et qu'il ne peut supporter plus longtemps. La manette est alors ramenée lentement à zéro, puis on renverse le courant de façon à donner avec 5 ou 6 éléments, 3, 4, ou 5 milliampères en négatif dans la vessie pendant une ou deux minutes. La manette étant de nouveau ramenée à zéro, on retire d'abord avec douceur le fil de cuivre, puis la sonde, et on engage le malade à conserver le plus longtemps possible le contenu de sa vessie. S'il était pris d'un besoin impérieux, il viderait ce qui serait nécessaire à son soulagement et garderait le reste, jusqu'à une nouvelle miction. La durée de l'opération ne doit en aucun cas dépasser vingt minutes.

Si maintenant nous examinons l'extrémité vésicale de la tige de cuivre rouge, nous constatons qu'elle a subi l'action électrolytique et qu'il s'est formé dans la vessie de l'oxychlorure de cuivre naissant. en faible quantité, c'est possible, mais en quantité suffisante pour agir comme médicament microbicide et analgésique. Si le lendemain nous examinons les urines, nous y retrouvons, par les réactifs, la présence du cuivre. J'ai souvent obtenu le calme complet des douleurs vésicales en une seule séance ; d'autres fois, il m'a fallu 3 ou 4 séances et plus. Enfin, phénomène remarquable, les malades supportent moins bien les séances, au fur à mesure qu'on se rapproche de la sédation, et le sentiment de chaleur, dont j'ai parlé plus haut, apparaît souvent au bout de cinq ou six minutes et avec 10 à 12 milliampères seulement.

Que conclure maintenant de ces résultats, autrement qu'en attribuant à l'oxychlorure de cuivre naissant, sous l'influence *électrolytique secondaire*, une action microbicide et analgésique bien définie ! Quant aux conséquences que peut avoir le bain *cupro-galvanique* dans le traitement des douleurs vésicales, elles peuvent être considérables et capables de calmer l'ardeur de certains chirurgiens qui sont impuissants, dans ces cas, à soulager les malades, autrement que par l'opération de Poncet.

OBSERVATIONS DE GUÉRISONS

Nota. — Depuis l'époque à laquelle a paru l'article ci-dessus, j'ai eu l'occasion d'appliquer mon procédé de bain *cupro-galcanique* de vessie dans de nombreux cas de douleurs vésicales, et chaque fois les résultats ont été les mêmes. Voici, du reste, quelques-unes des observations que j'ai recueillies. Je les ai choisies parmi les plus anciennes, afin de leur assurer toute leur valeur.

M. B…, 74 ans, officier supérieur en retraite, homme fort et vigoureux, est atteint d'une hypertrophie partielle de la prostate. Sa vessie se vide très mal et il urine 15 à 18 fois la nuit et autant le jour avec des douleurs épouvantables. A la dernière goutte de chaque miction, et souvent même à vide, le spasme vésico-uréthral le torture. Avant tout, il demande à être débarrassé de ses douleurs. Je lui donne un bain cupro-galvanique de la vessie. La séance est assez bien supportée, la nuit suivante est meilleure, les douleurs sont moins vives. Je recommence le lendemain, et la nuit suivante est encore meilleure que la précédente. Le spasme existe toujours, mais il est moins fréquent et presque supportable. Après la sixième séance, le malade n'a plus de douleurs vésicales, il urine souvent encore, mais comme il ne souffre plus, il est très satisfait. Le nitrate d'argent et toutes les autres médications en usage avaient échoué. J'ai revu le malade quatre mois après, il se sonde 5 ou 6 fois par 24 heures, mais ne souffre plus.

M. D…, 41 ans, pharmacien en province, homme de haute taille, au teint plombé, est sujet à des accès de fièvre urineuse. Il n'a jamais eu de maladies vénériennes. Il est atteint d'incontinence incomplète le jour, complète la nuit. Chaque fois qu'il veut essayer d'uriner le jour, il éprouve des douleurs intolérables. Sa vessie est incontenante, c'est à peine si elle contient 15 grammes de liquide urinaire. En cinq jours je la dilate sous l'anesthésie cocaïnique, et comme elle peut contenir à ce moment 250 grammes, je lui donne le bain *cupro-galcanique*. Après trois séances, il est considérablement amélioré. Il n'a plus d'incontinence, il urine 3 fois la nuit et 5 ou 6 fois le jour et presque sans souffrance. La septième séance est couronnée de succès, le malade ne souffre plus. Je continue la dilatation de la vessie et ma sonde s'étant trouvée obstruée, je la retirais et ramenais dans son œil un énorme lambeau de muqueuse légèrement teinté en vert, coloration due à n'en pas douter, à l'oxychlorure de cuivre naissant. Les jours suivants les mêmes faits se reproduisent, de telle sorte qu'en dix jours je sortis de la vessie 6 à 8 grammes de ces mêmes lambeaux de muqueuse. Mon malade était atteint de cystite fongo-vasculaire. Il put repartir pour son pays après 18 jours de traitement. Sa vessie contenait alors

650 grammes. Il urinait 4 à 5 fois par jour et une fois la nuit. Examinée au cystoscope, sa vessie paraît parfaitement guérie ; du reste, il ne souffre plus. Les lettres qu'il m'écrit tous les huit jours me prouvent qu'il continue de bien aller. Tous les moyens employés jusqu'ici avaient échoué.

Mme C...., âgée de 31 ans, accouchée il y a 8 mois, souffre horriblement de douleurs vésicales. Son mari est mort tuberculeux, et elle présente elle-même des lésions pulmonaires au sommet droit diagnostiquées par le regretté professeur Strauss qui me l'adresse. Ses mictions sont fréquentes, pénibles et douloureuses. Sa matrice est en bonne position et elle n'a pas de *cystocèle*. Je la sonde et je retire de sa vessie 5 à 6 grammes de pus environ que je me propose d'examiner au microscope, et je la remets à quelques jours plus loin.

Le pus fournit à l'examen le bacille de la tuberculose associé au coli-bacille. A son retour je lave la vessie, et comme elle peut contenir 120 à 200 grammes de liquide, j'institue le traitement par le bain *cupro-galvanique*. Dix séances sont nécessaires pour arriver à une sédation complète. A ce moment il n'y a, du reste, plus de pus dans sa vessie, elle urine normalement et ne souffre plus. Depuis huit mois, la guérison s'est maintenue.

Mme L...., 43 ans, femme chétive et délicate, tempérament nerveux, souffre de névralgies généralisées, mais elle est atteinte, surtout depuis quatre mois, d'une névralgie vésicale telle, qu'elle doit se faire dans les grands accès des injections de morphine de 3, 4, 5 centigrammes. Étant très raisonnable, elle ne demande pas mieux de cesser la morphine, à la condition que ses douleurs seront amoindries par un traitement. J'institue les bains *cupro-galvaniques*, et en dix séances j'arrive à la débarrasser complètement. Ses mictions sont redevenues normales, elle ne souffre plus. Depuis 15 mois rien n'a reparu, elle est donc bien guérie.

M. M..., 79 ans, homme grand et maigre, très affaibli et très fatigué, m'est adressé le 20 juin dernier par un de ses amis, général de division en retraite, que j'avais guéri. Depuis six mois, il souffre beaucoup d'un spasme vésico-uréthral. Il a essayé tous les traitements de l'*École chirurgicale*, sauf la *cystotomie sus-pubienne*, à laquelle il n'a voulu se résoudre avant d'avoir essayé, comme il dit de l'*École électrolytique*. J'examine son uréthre ; il est très sensible, mais normal quant au calibre. Sa prostate n'est pas hypertrophiée. Malgré cela, il urine 15 fois le jour au moins et 10 fois la nuit. Le spasme se produit à la sortie des dernières gouttes d'urine et quelquefois la vessie vide. Il n'a pas de catarrhe vésical. Vraisemblablement il est atteint de sclérose vésicale. Après 8 jours de traitement, sa vessie peut facilement supporter 200 grammes d'eau boriquée tiède. Je le soumets alors aux bains *cupro-galvaniques* de vessie, en présence de mon confrère le docteur Bouhébène, de Paris. Au troisième bain seulement, le calme commence à apparaître et ce n'est qu'au douzième bain *cupro-galvanique* que le malade éprouve un soulagement complet. Il n'urine plus actuellement que 6 fois le jour et 3 fois la nuit et *absolument sans douleur*. Sa satisfaction est complète et il déclare vouloir se contenter de cette grande amélioration.

MALADIES DE LA VESSIE
non décrites dans ce Traité

COMME je le dis dans le préambule, j'ai limité ce traité à certaines maladies de la vessie. Pour être complet, il me resterait encore à décrire l'incontinence essentielle, les troubles urinaires d'origine nerveuse, la parésie et la paralysie de la vessie, les calculs vésicaux et les tumeurs diverses, cancéreuses et non cancéreuses. Je me réserve de les décrire dans le grand traité auquel je travaille depuis deux ans déjà. Je me contente de dire ici que, sauf la *pierre*, je traite toutes ces maladies par des procédés électriques qui me sont propres, et qui me donnent les meilleurs résultats. Si certaines de ces maladies sont encore au-dessus des ressources de l'art, on arrive par un traitement habilement conduit à en atténuer les symptômes et à donner une survie relativement longue aux malades.

J'ai actuellement opéré de la *pierre* un assez grand nombre de malades, sans jamais avoir eu d'insuccès. Je pratique la taille hypogastrique dans ce cas, opération qui offre, selon moi, autant de succès que la lithotritie, et qui n'a pas les mêmes accidents post-opératoires. Du reste, dans une récente discussion qui a eu lieu à la Société de Chirurgie, mon savant confrère le Dr Lucas Championnière, chirurgien des Hôpitaux de Paris, s'est nettement prononcé pour la taille hypogastrique.

INCONTINENCE D'URINE

L'INCONTINENCE d'urine est une affection très désagréable non seulement pour celui qui en est atteint, mais encore pour son entourage. Quoique généralement sans conséquences graves, le pronostic peut cependant en être fâcheux à un moment déterminé. Elle constitue une gêne permanente qui peut tourner à l'obsession et dégénérer en folie mélancolique. Je n'ai en vue dans ce chapitre que l'*incontinence vraie essentielle*. La *fausse* incontinence, et l'incontinence par *regorgement* ont été traitées à l'article hypertrophie de la prostate, et on a vu que pour les guérir, il fallait soigner les organes atteints. Il n'en est pas de même des incontinences essentielles dans lesquelles la prostate, la vessie et l'urèthre sont indemnes de toute lésion. Chez ces derniers, les causes de l'*émission involontaire* et *inconsciente* de l'urine ne sont pas toujours parfaitement connues. On est cependant arrivé à en connaître le mécanisme. C'est ainsi que chez les enfants qui urinent sans se sentir 8 ou 10 fois, ou plus ou moins, au lit la nuit, on constate que leur vessie est atteinte d'une irritabilité spéciale qui occasionne un relâchement intermittent du col vésical ; et que chez les adultes, le sphincter ou col vésical, ce muscle en anneau qui ferme l'orifice de la vessie par un *tonus* ou contracture permanente, s'affaiblit et s'ouvre au lit la nuit sous l'influence de la congestion passive de la moelle et de la vessie provoquée par le sommeil. Jusqu'à mes travaux, on considérait ces malades comme incurables. J'ai démontré d'une façon irréfutable qu'ils pouvaient être guéris, la plupart par l'électricité faradique, et les autres par la dilatation de la vessie pratiquée par la méthode de douceur en plusieurs séances. Je viens de guérir une jeune fille de 19 ans qui urinait 4 et 5 fois au lit par nuit. Comme il y a plus d'une année qu'il n'y a pas eu de récidive, je lui ai permis le mariage. Je viens de guérir aussi un homme de 38 ans qui urinait 2 et 4 fois au lit la nuit depuis l'âge de trois ans. Il y a 2 ans de cela et il n'a pas récidivé. J'ai à cette heure à mon actif environ 110 cas de guérison.

BLENNHORRHAGIE AIGUË

(Gonorrhée, Chaude - Pisse, Ecoulement récent)

Complications. — L'histoire de la blennhorrhagie aiguë n'intéresse que médiocrement celui qui en est atteint. Quant aux symptômes, il les voit se dérouler un à un et ne les connaît que trop. Ce qu'il demande, c'est de guérir rapidement et radicalement, de façon à éviter les graves complications qui peuvent survenir à tout instant, telles que l'*orchite*, dont les douleurs sont atroces et qui prive d'enfants ; la *cystite* ou inflammation de la vessie, si douloureuse, si longue et si difficile à guérir ; la *prostatite* aiguë, cause d'abcès très dangereux de la prostate ; la *séminalite* ou inflammation des glandes séminales ; la *cowpérite* avec ou sans abcès, nécessitant presque toujours une intervention chirurgicale ; la *blennorrhagie chronique* secondaire, et enfin les *granulations uréthrales*, point de départ du rétrécissement de l'urèthre.

TRAITEMENT ANCIEN

Pour arriver à guérir rapidement et radicalement, quel est donc le meilleur traitement à suivre ? Toute la question est là. Quand on est jeune et inexpérimenté, au lieu de s'adresser à un médecin *spécialiste* qui a fait ses preuves par une longue pratique et de nombreuses guérisons, on entend les conseils d'un ami qui a été atteint. Pendant ce temps la maladie va son train, et il est quelquefois trop tard pour enrayer les complications. Le choix d'un bon traitement n'est pas du reste chose commode. On employait, il y a quelques années encore, contre la blennorrhagie, comme du reste pour toutes les maladies difficiles à guérir, une quantité innombrable de médicaments, et cette quantité de remèdes était justement l'indice certain de leur inefficacité. Tel remède qui faisait du bien à l'un, faisait du mal à l'autre, et cela uniquement parce que tous les traitements employés jusqu'ici étaient empiriques et non scientifiques. Ils étaient empiriques parce que la blennorrhagie, quoique connue depuis Moïse, n'avait jamais été scientifiquement étudiée, il a fallu le génie de l'immortel Pasteur pour démontrer que les maladies contagieuses étaient toujours communiquées par un microbe. C'est en basant ses recherches sur ce principe fondamental et incontesté que *Neisser* a pu découvrir, en 1879, que la blennorrhagie avait pour agent infectieux, un microbe, le *Gonocoque*.

TRAITEMENT RÉCENT

A partir de cette découverte, la science va marcher à grands pas. On se rend compte en effet que ce n'était pas sans raison que Ricord avait pu dire, il y a un demi-siècle : « L'homme sait quand la chaude-pisse commence, Dieu seul sait quand elle finit. » On abandonne de toute part le vieil arsenal de remèdes — Copahu, Cubèbe, Santal, Térébenthine, Kava, etc. — et l'on se met à la recherche d'un traitement rationnel en rapport avec la découverte scientifique du Gonocoque. Partant de ce fait que le microbe de la blennorrhagie est cantonné uniquement dans la muqueuse du canal, on a l'idée ingénieuse de localiser le traitement à cette muqueuse, de façon à le détruire sur place, et pour cela on institue le traitement de la blennorrhagie par les grands lavages continus de l'Urèthre avec une solution de permanganate de potasse. On crut un instant avoir mis la main sur un véritable traitement scientifique, mais il fallut bientôt en rabattre. En effet, la ténacité du Gonocoque aux antiseptiques est telle, que les agents de désinfection n'ont d'action sur lui que selon la période de la maladie à laquelle on les emploie. En d'autres termes, toute l'action des grands lavages continus de l'Urèthre est subordonnée à la localisation du Gonocoque dans la muqueuse uréthrale ou pour mieux dire à sa situation en profondeur dans cette muqueuse. Au début de la maladie, le *gonocoque* se localise dans l'Épithélium ou épiderme de la muqueuse du canal ; c'est la période sans douleurs, la période des trois premiers jours. C'est aussi celle où les lavages au permanganate peuvent donner quelques résultats 6 fois sur 10. Il n'en est pas de même à la période aiguë ou période des douleurs, celle où le pus est jaune verdâtre, épais. A cette époque le *Gonocoque*, qui a pénétré dans la mu-

queuse elle-même, a envahi ses glandes, est très difficile
à atteindre, et les lavages continus au permanganate sont
sans aucun effet sur lui. D'un autre côté les grands lavages continus au permanganate sont d'une application
difficile et très coûteux, car pour être bien faits, ils doivent être faits par un médecin bien outillé et bien exercé
à ce genre de traitement. Souvent ils sont très douloureux et exposent le malade à des *orchites*, à des *cystites*,
etc., etc. Combien de fois n'ai-je pas eu à soigner des
vessies empoisonnées par le pus uréthral refoulé dans ce
réservoir par les lavages au permanganate. En présence
de tout cela, il faut conclure qu'ils doivent être abandonnés, et réservés seulement à quelques cas particuliers
dont le médecin *spécialiste* est seul juge.

TRAITEMENT SCIENTIFIQUE NOUVEAU

Les antiseptiques en lavages ayant échoué, il restait à
trouver un antiseptique interne pouvant agir sur le *gonocoque*. Mes études bactériologiques m'ayant appris que
les microbes colorés pour l'examen microscopique per-
daient la faculté de cultiver, en d'autres termes de se
reproduire, je me mis à la recherche d'un antiseptique
interne susceptible de colorer le *gonocoque*, non seulement dans l'épiderme de la muqueuse du canal, mais
aussi dans la profondeur de ses glandes. Après bien des
essais, bien des recherches, je suis enfin arrivé à trouver
un produit qui, non seulement colore dès le début de son
action le *gonocoque*, mais aussi le *détruit complètement
en une douzaine de jours*. Ce remède spécifique et curatif,
auquel j'ai donné le nom d'*Ocules scientifiques Potier*, à
base de Méthyléno-Salol au Myrtol camphré, passe, inal-
téré, dans la circulation et s'élimine de même par les
urines qui sont émises momentanément bleues, vertes ou
chromogènes. Sous l'influence des *Ocules scientifiques
Potier*, le gonocoque qui pullule dans l'Urèthre prend
une forte coloration. Il est facile de s'en rendre compte
en recueillant une goutte du pus du canal et en l'examinant au microscope. Or, on sait, comme je l'ai dit plus
haut, qu'un microbe coloré ne peut plus proliférer, c'est-
à-dire se reproduire.

Les *Ocules scientifiques Potier* agissent non seulement
par leur énergique coloration du *gonocoque*, mais aussi
comme antiseptiques et calmants des douleurs blennor-
rhagiennes. *Leur élimination très rapide constitue un*

véritable lacage interne de l'appareil urinaire, sans danger, et autrement efficace que les lavages au permanganate, et fait de ce médicament le véritable spécifique de la blennorrhagie.

Comme le dit du reste le professeur *Neisser*, le savant qui a le plus contribué, par ses remarquables travaux sur la blennorrhagie, à la découverte des *Ovules scientifiques Potier :* « le meilleur traitement de la blennorrhagie est celui dans lequel les Gonocoques sont détruits sans que la muqueuse soit altérée, et sans que, dans la mesure du possible, l'inflammation et la suppuration soient augmentées. » Les *Ovules scientifiques Potier* n'agissent pas autrement, elles détruisent le *gonocoque* sur place, et non seulement elles n'augmentent pas, mais elles diminuent l'inflammation et la suppuration.

J'ai l'habitude, tout en ordonnant les *Ovules scientifiques Potier,* de prescrire autant que possible après chaque émission d'urine, ou tout au moins 3 ou 4 fois par jour et *chaque fois après avoir uriné,* une injection uréthrale de *Prises Potier,* à base de Protargol, que l'on prépare en faisant dissoudre une *Prise Potier* dans six cuillerées à soupe d'eau bouillie, exactement mesurées. On se sert pour ces injections d'une petite seringue en verre ordinaire dont on a soin de *nettoyer* l'extrémité chaque fois que l'on se donne une injection. On peut être certain, quand on a suivi mon traitement scientifique pendant 10 à 15 jours d'être guéri et de ne plus avoir, pour consolider la guérison, qu'à le continuer un nombre de jours égal à celui qu'il a mis à arrêter l'écoulement. Ainsi, si l'écoulement a été arrêté en 12 jours, il faudra le continuer 12 jours encore pour consolider la guérison. Les *Ovules scientifiques Potier* doivent être pris à la dose de 2 matin, midi et soir pour commencer, sans s'occuper des heures des repas. Le troisième jour on porte la dose à 3 matin, midi et soir, et l'on s'en tient généralement à cette dose jusqu'à la guérison complète et absolue.

Les injections de *Prise Potier* préparées comme il a été dit, doivent être prises après avoir uriné et doivent être gardées 4 à 5 minutes dans le canal.

BLENNORRHAGIE CHRONIQUE SECONDAIRE

ou

Uréthrite chronique (écoulement ancien)

La Blennorrhagie chronique secondaire survient dans la période de déclin de la Blennorrhagie aiguë, c'est une affection limitée à l'uréthre profond, c'est-à-dire à la partie du canal la plus rapprochée de la vessie. Elle peut être *suppurée* ou *séro-muqueuse*.

Quand elle est suppurée, l'écoulement purulent est d'un blanc jaunâtre peu épais, tachant quelquefois légèrement le linge en jaune verdâtre. Mais le plus souvent le pus ne se montre pas spontanément au méat urinaire, étant retenu par le sphincter uréthral. Pour le rendre appréciable, il faut recueillir à part le premier jet d'urine. Pour cela on fait uriner quelques gouttes au malade dans un petit verre, et achever sa miction dans un grand verre. Si l'on examine alors par transparence le contenu des deux verres, on remarque que l'urine du grand verre ne présente rien d'anormal, tandis que l'urine du petit verre contient des nuages, ou des flocons blanchâtres, ou des filaments, constitués par du pus. Plus le malade restera sans uriner, plus il y aura de pus dans le premier jet d'urine, de telle sorte que c'est dans le premier jet du matin que l'on observe le mieux ce phénomène. Quand aux symptômes qui accompagnent cette forme de Blennorrhagie chronique, ils sont en général peu accentués et très variables, selon les sujets. Les uns urinent un peu plus souvent que de coutume et les dernières gouttes d'urine provoquent une légère sensation douloureuse au col vésical ; d'autres éprouvent un chatouillement pénible dans tout le trajet de l'uréthre, ou accusent une douleur assez vive à l'*extrémité du pénis* ou au méat urinaire, etc., etc.

Quand la Blennorrhagie chronique secondaire est séro-muqueuse, elle est caractérisée par une mucosité transparente et visqueuse presque incolore. Le suintement peu abondant s'accompagne d'une légère sensibilité à la miction et à l'éjaculation avec des congestions fugaces intermittentes du méat et l'*accolement de ses lèvres*.

Ces deux formes de la Blennorrhagie chronique secondaire peuvent ramener des poussées de Blennorrhagie aiguë sous l'influence d'excès de toute nature : coït, marche, danse, fatigue, boisson, etc., etc. Dans tous les cas même sans poussées aiguës, elles peuvent donner naissance aux mêmes complications graves que la Blennorrhagie aiguë. Il est indispensable et c'est même un devoir de se guérir d'une Blennorrhagie chronique avant de se marier, car le plus souvent elle est contagieuse. L'examen microscopique du pus peut seul fixer à cet égard, car s'il contient le gonocoque, on peut être sûr de contaminer la femme et de l'exposer ainsi à des métrites, des salpingites, des ovarites de la plus haute et terrible gravité.

TRAITEMENT

de la Blennorrhagie secondaire chronique

Le traitement de la blennorrhagie chronique secondaire est le même que celui de la blennorrhagie aiguë, mais il est beaucoup plus long. On se trouve en effet en présence de nombreuses colonies microbiennes et d'une muqueuse atteinte d'inflammation chronique longue à guérir. J'ordonne dans ces cas de prendre, pendant un mois au moins, de 9 à 12 *ovules scientifiques Potier* par jour et 5 ou 6 *injections* de *prise Potier*. Si la guérison n'a pas été obtenue dans ce laps de temps, c'est que l'on se trouve en présence d'une infection prostatique ou d'une muqueuse uréthrale *boursoufflée*, *congestionnée*, *épaissie*, et qui présente des *altérations* si considérables que le plus énergique des médicaments est impuissant à guérir seul. Dans ces cas particuliers et relativement rares, j'ai recours à l'*électrolyse olivaire* de la muqueuse uréthrale. Il faut, en effet, que cette muqueuse soit profondément modifiée et pour ainsi dire transformée si l'on veut arriver à guérir l'écoulement. Or, l'*électrolyse*, qui est une forme spéciale de l'électricité, est le seul moyen capable d'obtenir ce résultat. Tous les autres ont échoué! J'ai soigné, dans ma longue carrière médicale, un très grand nombre de cas de ce genre et j'ai toujours réussi à donner une guérison rapide et complète. Mais, naturellement, pour ce traitement par l'électrolyse, il est indispensable de se rendre à mon cabinet, 7, rue Rougemont, à Paris.

BLENNORRHÉE ou GOUTTE MILITAIRE

LA goutte militaire est une affection caractérisée par la présence au méat urinaire, le matin, au réveil, d'une goutte blanchâtre. Cette goutte peut même apparaître dans le courant de la journée lorsque le sujet est longtemps sans uriner. Dans cette sécrétion, on trouve bien souvent le microbe affaibli de la blennorrhagie, le *gonocoque*, qui, sous l'influence du plus petit écart de régime, du plus petit excès, se ranime et ramène la période aiguë de la maladie, faisant ainsi croire à une nouvelle contagion. Il résulte de ces faits, contrairement à ce que l'on croyait autrefois, que la *goutte militaire*, même la plus légère, est contagieuse, et que l'on ne doit pas se marier avant d'en être guéri. On sait aujourd'hui, d'une façon irréfutable, que la plupart des métrites, des salpingites, des ovarites, etc., dont sont atteintes les femmes, est le résultat de cette contagion.

Certains auteurs ne craignent pas d'affirmer que la goutte militaire est la conséquence d'un ou de plusieurs rétrécissements du canal. Selon moi, c'est aller un peu trop loin, mais je suis convaincu, et ma statistique depuis plus de dix ans est là pour le prouver, que 7 fois seulement sur 10 la goutte militaire est le résultat d'un rétrécissement. Quand il n'existe pas de rétrécissement, la goutte militaire guérit très bien en un mois ou deux, avec les *ovules scientifiques Potier* à la dose de 9 à 12 par jour et avec les injections de *prises Potier*, 4 à 5 par jour. Mais lorsque la *goutte militaire* est accompagnée d'un rétrécissement large, étroit ou moyen, toutes les médications du monde sont impuissantes à la guérir et on est obligé d'avoir recours à la destruction du rétrécissement pour arriver à la guérison, qui ne demande plus alors qu'une vingtaine de jours après la guérison du rétrécissement. Tous les jours il m'est donné d'observer ces faits.

Chacun pourra se rendre compte qu'il est atteint d'un rétrécissement en se reportant à la page 17 et suivantes de ce traité à l'article qui a trait aux rétrécissements de l'urèthre, à moins qu'il ne soit atteint d'un rétrécissement large élas-tique que le chirurgien est seul apte à déceler. Il est très facile du reste de se faire une idée exacte du mode de formation de la goutte militaire dans un canal rétréci. En effet, en arrière du rétrécissement, le canal se dilate et forme comme un sac, ou pour mieux dire une poche où l'urine s'arrête. Il survient souvent dans cette poche en-flammée et irritée des érosions qui fournissent une sécré-tion soit purulente, soit muco-purulente, et comme la plupart des rétrécissements de l'urèthre sont d'origine blennorrhagique, il n'est pas étonnant de retrouver le *go-nocoque* dans cette sécrétion qui constitue la *goutte mili-taire*.

Dans le doute où le malade peut être de savoir de quelle nature est sa *goutte militaire*, je l'engage toujours à commencer par suivre le traitement par les *ovules scientifiques Potier* et les injections de *prises Potier* qui serviront en quelque sorte de pierre de touche. Après un mois ou deux de traitement, s'il n'est pas guéri, c'est qu'il est atteint d'un rétrécissement. *Enfin, la goutte mili-taire peut être, et est souvent liée à la goutte prostatique et dans ce cas un léger traitement médical s'impose après la guérison du rétrécissement. Il est bien rare qu'un sujet atteint de blennorrhagie pendant 2 ou 3 mois, n'ait pas la prostate dure, congestionnée et par conséquent aug-mentée de volume. Mais cette prostatite n'a rien de com-mun avec l'hypertrophie prostatique des hommes âgés, et elle est aussi beaucoup plus facile et beaucoup moins longue à guérir.* Les sujets qui ont la goutte militaire accompagnée d'un rétrécissement voient bien souvent à la longue leur appétit sexuel diminuer, les érections de-venir molles, l'extrémité du pénis se refroidir, et il se fait alors de la frigidité des organes génitaux à laquelle succède rapidement une impuissance complète.

A l'heure actuelle, plus de six mille guérisons d'écou-lements anciens et récents ont été obtenues par les ovules et les prises Potier. Il m'arrive bien souvent aussi de les ordonner dans les différentes formes de cystite aiguë ou chronique, dans le catarrhe vésical et d'en obtenir les meilleurs résultats.

RÉTRÉCISSEMENTS LARGES
ET ÉCOULEMENTS ANCIENS

———

JE me disposais à écrire pour ce traité un chapitre spécial sur les *rétrécissements larges* et *uréthtites chroniques* (écoulements anciens), lorsque j'appris qu'une thèse pour obtenir le grade de docteur en médecine avait été soutenue devant la Faculté de Paris, le 29 novembre 1900. Ma tâche va se trouver de ce fait très simplifiée. Je vais me contenter d'en faire ici une analyse succincte, et prouver ainsi par le travail d'un autre, combien j'avais raison d'attirer, il y a long-temps déjà, l'attention du corps médical sur cette importante question. — D'abord, qu'est-ce qu'un rétrécissement large? Je ne vois pas que l'on puisse le définir autrement que les autres rétrécissements. En effet, qu'un rétrécissement soit filiforme, étroit, moyen ou large, c'est toujours une diminution plus ou moins considérable du calibre du canal sur un point déterminé. Mais cette définition qui est vraie a été cependant, quand il s'est agi du rétrécissement large, « prétexte à confusion et à malentendus », et cela uniquement parce que le calibre du canal diffère selon les individus. « C'est ainsi que tandis qu'Ottis, le grand spécialiste américain des voies urinaires et ses partisans diront : Tout uréthre qui n'admet pas le passage d'un cathéter n° 30 (Charrière) est un uréthre rétréci, d'autres affirmeront que tout uréthre qui admet un cathéter n° 21 n'est pas rétréci; ceux-ci nieront l'existence des rétrécissements larges, ceux-là en verront partout. Ces opinions extrêmes sont certainement fausses, et ceux qui les professent oublient cette vérité absolue, qu'il n'y a pas un même calibre pour tous les uréthres... De ce fait qu'une sonde d'un numéro déterminé passe ou ne passe pas dans un uréthre, il ne s'ensuit pas *qu'il y ait ou qu'il n'y ait pas de rétrécissement*. On ne doit se préoccuper que du calibre de l'uréthre qu'on examine.

C'est seulement avec des instruments s'adaptant bien à ce calibre que nous aurons des sensations nous permettant d'affirmer l'absence ou l'existence d'un rétrécissement, et cela quel que soit le numéro de l'instrument employé. » (*Loc. cit.*) A part quelques rares exceptions, les rétrécissements larges *sont élastiques.* « L'élasticité, dit Reybard, est cette propriété du tissu des rétrécissements en vertu de laquelle celui-ci, après avoir été allongé et distendu par les sondes, se raccourci et revient sur lui-même, d'une manière brusque, dès que la dilatation a cessé : il se comporte à peu près à la manière d'un ressort... L'élasticité se compose de deux phénomènes distincts ; l'extension et la rétraction. C'est sous l'influence de cette rétraction élastique que les rétrécissements se reproduisent après qu'on les a traités par la dilatation. »

La *complication* la plus fréquente des rétrécissements larges est constituée par les uréthrites chroniques. « Tout le monde sait que les rétrécissements proviennent dans l'immense majorité des cas, d'uréthrites gonococciques; mais une fois constitué, le rétrécissement entretient l'uréthrite, et celle-ci devient une de ses complications. .Nous pouvons affirmer, dit Ottis, comme un axiome important, que le plus léger empiètement dans le calibre de l'uréthre est *suffisant à faire durer un écoulement uréthral* et souvent dans des conditions favorables à *l'établir de nouveau sans contact vénérien.* » Ainsi donc, l'uréthrite chronique est la compagne habituelle des rétrécissements larges... Il est nécessaire qu'on soit bien prévenu de cette coexistence fréquente. On comprendra que ce soit surtout pour des cas de ce genre que les malades viennent consulter le spécialiste. C'est la ténacité de l'écoulement, c'est la fréquence des poussées aiguës sous l'influence du moindre excès qui désespèrent les malades et les amènent chez le médecin. Ce n'est pas que les symptômes éprouvés soient alarmants, ils se résument dans la plupart des cas à une légère goutte le matin, à un léger suintement dans la journée; les lésions inflammatoires sont donc le plus souvent fort peu prononcées. Comment se fait-il que le rétrécissement entretienne ainsi l'uréthrite. C'est qu' « en arrière de chacune des saillies constituées par les rétrécissements larges, les produits de sécrétions et l'urine s'accumulent et entretiennent des foyers d'infection. » De plus : « A chaque miction, l'urine vient buter contre la bride et cause en arrière une hyperhémie très favorable pour la persistance de l'uréthrite... » L'écoulement est le plus souvent léger; il se réduit parfois à un suintement appréciable... Les symptômes subjectifs se résumeront d'ordinaire à fort peu de chose. Il est toutefois assez fréquent de noter de légers phénomènes de cystites. La persistance de l'écoulement est le seul symptôme pouvant faire pencher en faveur d'une uréthrite entretenue par un rétrécissement... « Dans la plupart des complications des rétrécissements larges, l'infection prédomine. En arrière du point rétréci, l'uréthre présente des lésions; à ce niveau, les micro-organismes se multiplient, et soit qu'ils remontent dans les voies uro-génitales, soit qu'ils traversent les parois de l'uréthre, ils donnent naissance à des complications variées. » (Abarran, 1893.) Quelles seront ces complications se développant à la faveur des foyers d'uréthrite? Elles pourront être de toute sorte et plus ou moins graves, selon les conditions de réceptivité de l'individu atteint. On aura de l'orchite, de la *prostatite chronique*, de la cystite. Ces deux dernières affections compliquent très fréquemment l'uréthrite chronique, surtout la *prostatite*... Le rétrécissement large, cette lésion qui par elle-même paraît insignifiante, peut avoir un retentissement très grave, non seulement sur les organes avoisinants, mais encore sur l'état général du sujet qui en est porteur. Sans parler des troubles nerveux bien décrits et bien connus aujourd'hui sous le nom de « neurasthénie urinaire », il est, en effet, une complication encore à redouter et dont la conséquence est assez grave pour attirer notre attention. Nous voulons parler de la tuberculose génito-urinaire, se développant à la faveur des rétrécissements larges... Les rapports entre ces trois facteurs : rétrécissements larges, uréthrite chronique, tuberculose génito-urinaire, nous paraissent assez étroits dans nombre de cas... L'hyperhémie provoquée par le passage de l'urine qui se brise contre le rétrécissement favorise, comme nous l'avons vu, la persistance de l'uréthrite chronique; ces foyers d'uréthrite chronique seront un terrain tout préparé, un point faible, où, sur des sujets prédisposés, viendra se coloniser le bacille de Koch. » (*Loc. cit.*) (Voir pour complément de renseignement page 19.)

Diagnostic. — Le diagnostic des rétrécissements larges est toujours très simple quand le malade est soumis à l'examen d'un spécialiste.

Ce n'est pas avec une sonde quelconque, cylindrique ou conique olivaire, comme les ont les médecins, non spécialistes, que l'on pourra trouver un rétrécissement large. En effet, comme nous l'avons vu, sauf de très rares exceptions, les rétrécissements larges sont très élastiques, et, dans ces conditions, les sondes ordinaires pénètrent facilement et ressortent encore plus facilement, sans la plus petite sensation. Et, comme il est dit plus haut, « de ce fait qu'une sonde d'un numéro déterminé passe ou ne passe pas dans un urèthre, il ne s'ensuit pas qu'il y ait ou qu'il n'y ait pas de rétrécissements ».

C'est seulement avec des instruments appropriés que nous aurons des sensations nous permettant d'affirmer l'absence ou l'existence d'un rétrécissement, et ces sensations devront être perçues à la fois et par le malade et par le médecin. Or, un seul instrument peut donner ces sensations, c'est l'explorateur à boule, que j'ai décrit à propos du diagnostic des rétrécissements (page 21)... Il faut avoir soin de le choisir d'une grosseur en rapport avec le calibre du canal à examiner. Ceci fait, on l'introduit avec douceur jusqu'au col vésical. Grâce à sa conicité et l'élasticité du tissu du rétrécissement, l'outil parcourt ce trajet le plus souvent sans aucune sensation spéciale ; mais si on le retire un peu rapidement, le rétrécissement, par sa rétractilité s'étant refermé sur la tige de l'outil, s'accroche au talon de l'explorateur et il se fait un ressaut caractéristique dont le rétréci se rend aussi bien compte que le médecin lui-même. Ce ressaut ne se produit que là où il y a rétrécissement et ne peut se produire ailleurs ; il se produira une fois s'il y a rétrécissement, 2, 3, 4 fois s'il y a 2, 3, 4 rétrécissements larges ; il n'y a donc pas moyen de se tromper. Le ressaut devra toujours se produire au retour, ou le canal sera intact.

Traitement. — Comme nous l'avons vu, c'est derrière le rétrécissement large que se fait l'inflammation, que la muqueuse s'infiltre, que le pus se collecte et détermine l'écoulement léger (goutte matutinale ou suintement). Le rétrécissement large est donc un *obstacle,* une *barrière* en quelque sorte derrière laquelle le mal existe, et existera aussi longtemps qu'il existera lui-même. Tous les médicaments sont inutiles, aucun n'y peut rien, et ceux qui viennent consulter qui ont usé de toutes les drogues internes et en plus des injections, des lavages et des instillations de nitrate d'argent, le savent très bien et se refuseraient à prendre quoi que ce soit. Il n'y a qu'un seul moyen pour guérir : c'est d'enlever le rétrécissement large par l'électrolyse linéaire à double effet ou par l'électrolyse olivaire, et, une fois enlevé, de laver l'arbre urinaire avec les ovules Potier qui achèvent sa guérison en quinze ou vingt jours, à moins toutefois que l'on se trouve en présence d'une prostate dure et infectée, qui demande elle-même quelques jours de plus de soins spéciaux et appropriés à son état.

OBSERVATIONS DE GUÉRISONS
De rétrécissements larges avec écoulements chroniques

———

18 janvier 1900.

A Monsieur le Docteur Bazénerie, 7, rue Rougemont, à Paris.

Monsieur le Docteur.

Je me fais un devoir de vous relater succinctement les étapes douloureuses par lesquelles je suis passé depuis 3 ans que je souffrais de multiples perturbations génito-urinaires, en l'espérance que beaucoup de vos malades puissent être convaincus par la façon qui tient du prodige dont vous m'avez radicalement guéri, et se laissent alors traiter par vous avec la confiance entière que je vous ai accordée alors, et dont j'ai tout sujet de me réjouir. J'ai un tempérament lymphatique et nerveux. Je fus de 16 à 19 ans atteint de plusieurs blennorrhagies que je soignais par les moyens ordinaires, mais dont la dernière complètement délaissée, se transforma, au bout d'un an, en goutte militaire tenace. C'est alors que je quittais la France, et que ce petit écoulement dont je ne me souciais pas plus que s'il n'existait pas, m'occasionna, six mois après, une terrible hématurie avec atroces souffrances, que le Dr Keiser me fit passer en deux semaines.

Revenu en France, toujours avec ma *goutte militaire*, j'absorbais tellement de pilules et d'injections, qu'une cystite du col se déclara et que de sourdes douleurs commencèrent à se faire sentir avec les dernières gouttes de la miction. Soigné sans succès par le docteur A...., avec des instillations au nitrate d'argent, des bougies et des essences résineuses; par le docteur C..., qui me fit le diagnostic de cystite médicamenteuse; et, enfin, à Necker, par le docteur Guyon, par des instillations au sublimé qui me faisaient plus de mal que de bien, j'allais de mal en pis et je ne savais plus à quel saint me vouer. A ce moment, l'urine toujours trouble, passait avec gêne et douleur, toute la tunique vésicale était enflammée, l'urèthre n'était plus érectile, l'inflammation prostatique se faisait sentir. Après chaque miction j'avais des douleurs qui persistaient une demi-heure et m'occasionnaient des souffrances surhumaines, et je sentais bien que tous ces maux étaient le résultat de toutes ces médications intempestives.

Ma goutte était toujours au même point. Enfin, Monsieur le docteur, je vous suis présenté et, après un examen sérieux de mon état, vous découvrez chez moi un *rétrécissement large* jusqu'ici méconnu, et vous me l'opérez par l'*Electrolyse linéaire*, sans la moindre douleur, et sans une goutte de sang. Trois jours après, vous m'ordonnez, pour ma vessie et ma prostate, très malades, les *Ovules scientifiques Potier*, les *Globules Louis organothérapiques*, et les ichthyocônes. Après dix jours de ce traitement, je commençais à aller mieux. L'amélioration se fait progressive et régulière et je pus partir en Suisse vers la fin de juillet.

Là-bas, j'ai fatigué et transpiré énormément, j'ai bu des bières et des liqueurs, je me suis dépensé sans cesse, eh! bien, malgré tous ces excès, je n'ai plus ressenti nulle atteinte du terrible mal qui empoisonnait mon existence, ni revu trace de ma goutte militaire. Je suis donc irrémédiablement guéri, et, malgré mon pessimisme, je me vois bien forcé de convenir que c'est à vos seuls soins que je le dois. Je vous en garde une reconnaissance infinie.

P. MAYER,
Artiste dessinateur,
86, rue Abel Hovelacque, Paris.

XIV· CORPS D'ARMÉE

XIV· BRIGADE DE CAVALERIE   17 février.....

CABINET   Monsieur le Docteur,

Depuis que vous m'avez opéré par l'Electrolyse de *mon rétrécissement large*, je suis complètement guéri. Je ne vois plus aucun suintement, ma prostate va bien, j'urine normalem nt. Dois-je continuer encore quelque temps mes *Ovules Potier*. Je crois que cela me ferait du bien. J'étais atteint depuis bien longtemps de ce rétrécissement. Vous m'avez dit vingt ans, mais en rassemblant bien mes souvenirs, il me semble avoir conservé cette goutte depuis l'âge de 20 ans, époque à laquelle j'ai contracté ma première et unique blennorrhagie

Les médecins militaires m'ont soigné pendant plus de quinze ans, sans le plus petit succès, enfin, dégoûté, j'avais depuis bien longtemps tout abandonné quand votre petite brochure me tomba sous les yeux dans un compartiment de première en chemin de fer. Je lus et je compris vite que cette fois je tenais la guérison, et je suis guéri. Je vous remercie bien et vous conserve une reconnaissance immense et bien sincère.

Général X...

Verdun, le 28 juillet 1900.

Monsieur le Docteur,

Dans huit jours il y aura un mois que vous m'avez opéré de mon *rétrécissement large* par l'Electrolyse. J'ai suivi, depuis cette époque, régulièrement vos prescriptions — Ovules Potier et Globules Louis — pour ma prostate qui était dure et infectée. Je viens aujourd'hui vous annoncer que je suis tout à fait guéri. Je n'ai plus rien revu de ma goutte. Et dire que je soignais cette goutte depuis cinq ou six ans sans le plus petit résultat. Ah! j'en ai avalé de la drogue, Dieu m'entend, et j'en ai dépensé de l'argent. Enfin je n'en veux à personne, tout cela est de ma faute, car j'avais en main votre brochure depuis 1891 et je devais aller plus vite vous trouver. Je vous remercie, Monsieur le docteur, de tout mon cœur. Je vais donc pouvoir me marier avec celle que j'aime, je serai enfin heureux, et ce bonheur je vous le devrai.

Agréez, Monsieur le docteur, etc.

T. L.,
Adjudant au 161· régiment d'Infanterie.

Paris, le 5 mars 1901.

Cher Docteur,

C'est bien volontairement que je m'empresse de vous adresser l'attestation suivante avec autorisation de la publier. Je déclare que le docteur Bazénerie m'a opéré d'un rétrécissement de l'urèthre situé en arrière du bulbe (rétrécissement large qui avait jusqu'alors passé inaperçu à l'exploration d'autres praticiens), et que l'opération faite en quelques secondes par l'Électrolyse linéaire ne m'a causé aucune douleur, ni arrêt dans mes occupations. Je certifie, en outre, que l'engorgement prostatique qui persistait opiniâtrement avant l'opération est en bonne voie de régression grâce à la méthode personnelle et scientifique du docteur Bazénerie et que sous peu la guérison sera complète.

Agréez, etc., etc., l'hommage de mes sentiments reconnaissants.

Édouard Ino,
11, rue Trousseau, 11, Paris.

———

Victor B.... 28 ans, employé des postes, coule depuis dix ans. Il a dépensé plus de quinze cents francs de drogues de toute nature, rien n'y a fait. J'examine son canal avec l'explorateur et je constate un rétrécissement large, élastique, mou, à 14 cent. du méat, et un dans la portion prostatique. Je l'opère par l'Électrolyse olivaire de ses deux rétrécissements: Je le soumets aux Ovules Potier pour provoquer des lavages naturels internes de son canal et au bout de vingt jours tout a disparu. Il ne ressent plus rien, ne voit plus rien, il peut se marier.

———

L. Chamoin, sujet d'origine suisse, 42 ans, goutte militaire depuis 16 ans. a été soigné en Amérique, à Genève, à Moscou, à Montréal, sans le plus petit succès. Une de mes brochures lui étant tombée entre les mains, immédiatement il comprend qu'il trouvera la guérison chez moi. Je l'examine, il a des rétrécissements larges. Je l'opère par l'Électrolyse linéaire à double effet et je le soumets aux Ovules Potier; au bout de 37 jours il était radicalement guéri.

———

C. Comblatte, 31 ans, employé dans un ministère, est atteint de neurasthénie urinaire. Depuis l'âge de 21 ans il coule, il file sa goutte, comme il le dit, tous les matins. Il est atteint de deux rétrécissements larges. Je lui pratique l'Électrolyse olivaire et je le soumets aux Ovules Potier et aux Globules Louis, organothérapiques à cause de sa prostate qui est dure, grosse et infectée. C'est un cas rebelle qui mit deux mois à guérir.

———

M. Pothereau, brasseur à Yédo (Japon), m'est adressé par un médecin français qui exerce dans cette ville et auquel j'ai donné autrefois des leçons d'anatomie. Ce pauvre Japonais se lamente. Je suis riche, me dit-il par son interprète, et je donnerais tout ce que je possède pour être débarrassé de mon écoulement. —Son cas est grave, il a eu des attaques de rhumatisme blennorrhagique, des accès de fièvre urineuse, des orchites, des abcès chauds de la prostate. Je l'examine et l'explorateur constate un anneau élastique mou laissant passer le n° 21 dans la région prostatique. Je l'opère et je le garde 3 mois en surveillance, à Paris, soumis au traitement sévère par les Ovules et les Globules. Il peut repartir le centième jour. Il est complétement guéri. Il était atteint d'écoulement depuis 21 ans.

M. Douglas, habitant Ostende, a une goutte militaire avec suintement dans la journée depuis 6 ans. Il a actuellement 33 ans. Il a été soigné à Londres et à Paris par les premiers chirurgiens. Il a pour 6 mille francs de reçus de Médecins qui l'ont dilaté et saturé de nitrate d'argent, quand il les saturait de louis d'or. Il est pis que jamais. Son linge est entièrement taché de jaune et de vert. Il souffre horriblement au moral et au physique. Je lui trouve un anneau de rétrécissement large dans la région membraneuse de l'urèthre avec une énorme dilatation en arrière. Je l'opère et le soumets au traitement par les Ovules Potier et les Globules Louis et en 41 jours il est radicalement guéri.

M. D..., capitaine d'artillerie, vient me consulter le 4 novembre dernier. Il se plaint de légères douleurs vésicales et d'une sorte de chatouillement dans le canal. Son jet d'urine est à peine diminué et son volume et sa force de projection sont à peu près les mêmes. J'explore son urèthre et je constate un rétrécissement *large* à 17 centimètres du méat. Je l'opère en quelques secondes et lui introduis une bougie n° 20. Quinze jours après, je revois le capitaine complétement guéri ; il n'a plus de douleurs de vessie et est très satisfait. *Cas très fréquent.*

M. Q..., avocat, 30 ans, habitant Paris, est soigné par son médecin pour des troubles nerveux assez intenses. Ayant eu au cours de cette maladie un accès de rétention aiguë, il se décide à venir me voir. J'explore son urèthre et je trouve à 14 centimètres du méat un rétrécissement élastique admettant une sonde n° 23. Il a accepté l'opération et 15 jours plus tard il est guéri de sa maladie nerveuse et de son rétrécissement. L'appétit sexuel est revenu, il vide complétement sa vessie, il est heureux.

M. C..., huissier, habitant la province, vient me consulter pour une goutte militaire dont il est atteint depuis deux ans. Ses mictions sont bonnes, mais un peu plus fréquentes. J'explore son urèthre et je trouve à 16 centimètres 1/4 du méat un rétrécissement élastique large recevant facilement une sonde n° 20. Je l'opère par l'électrolyse linéaire et quinze jours après il est guéri de sa goutte militaire. *Cas très fréquent.*

M. E..., lieutenant, 28 ans, est très ennuyé d'un suintement continuel du canal avec sensation de brûlure dans le fond de l'urèthre. Je constate à l'exploration qu'il est atteint d'un rétrécissement large pouvant admettre une bougie n° 21 dans la région membraneuse. Malgré la largeur de ce rétrécissement sa vessie se vide avec lenteur, son jet est bifurqué et les dernières gouttes d'urine mouillent son linge. Je l'opère par l'électrolyse linéaire et quinze jours après il est complétement guéri. *Cas très fréquent.*

M. J..., 24 ans, marchand de vins en gros, se plaint d'uriner avec *lenteur*, sans souffrance, du reste. Je lui trouve un rétrécissement *très large* à 13 centimètres du méat. Je l'opère le 17 mars dernier. Quinze jours après son opération, sa vessie se vide très bien et normalement. Il est guéri. Ainsi, dans ce cas, malgré la largeur du rétrécissement, la vessie avait épuisé ses efforts de contractilité sur l'obstacle et était devenue paresseuse, presque paralysée.

M. C..., voyageur de commerce, 43 ans, homme d'aspect vigoureux, très nerveux, se présente à mon cabinet. Il est atteint depuis 12 ans, me dit-il, de deux rétrécissements de l'uréthre que le docteur Vialle a dilaté pendant 6 ans. Il y a 5 ou 6 mois, le docteur a encore passé le n° 28. Depuis cette époque le canal a toujours été en diminuant de calibre. Le jet d'urine diminue de jour en jour dans sa force de projection. Le malade est très inquiet des douleurs qu'il ressent dans le périnée, les ailes du ventre et les cuisses. J'explore son uréthre avec un explorateur n° 20 et je constate l'existence de 5 rétrécissements *larges, très élastiques.* Le lobe prostatique droit est volumineux, le moyen l'est moins, le gauche est normal. La vessie est paresseuse. Je l'opère de ses rétrécissements dans la première quinzaine de juillet en présence de M. le docteur Gaucherot, avec 7 milliampères fournis par 6 éléments en 57 secondes. Je lui introduis les n°° 20, 21, 22, 23, 24, 25, 26 et je lave la vessie à l'eau borico-phéniquée. Je conseille ensuite à l'opéré 4 séances d'électrolyse en masse et je le soumets au traitement organothérapique et à une séance de faradisation quotidienne de 10 minutes sur la région vésicale. Ce malade sera complétement guéri dans quelques mois. Ainsi, il avait subi 6 ans de dilatation, beaucoup souffert, avait dépensé beaucoup d'argent et tout cela, pour aboutir à l'opération de l'électrolyse linéaire, dont il est très satisfait.

La thèse dont il est question dans ce chapitre contient un nombre considérable d'observations de guérisons d'écoulements anciens liés à des rétrécissements larges. Moi-même j'en ai guéri plus de 10,000 dans ma carrière médicale.

Pour insérer toutes les lettres de félicitations que je possède, il faudrait un traité de la grosseur d'un dictionnaire, ce serait fatiguer le lecteur.

ACCIDENTS GÉNÉRAUX DES URÉTHRITES

AIGUES ET CHRONIQUES

On entend par uréthrite l'inflammation avec suppuration de la muqueuse du canal. Le plus souvent cette uréthrite est provoquée, comme je l'ai déjà dit, par le gonocoque, qui en est l'agent infectieux et qui en établit la contagion.

En dehors de l'uréthrite gonococique, blennorrhagie franche, il existe de nombreuses uréthrites qui ne relèvent pas du gonocoque, et qui sont dues à d'autres microbes. Il n'est pas très rare d'avoir à soigner des uréthrites qui ont pour cause la tuberculose, la goutte, le rhumatisme, le diabète, le paludisme, l'influenza, les oreillons, la fièvre thyphoïde, les règles, les flueurs blanches, certains aliments ou médicaments, ou enfin le traumatisme sous toutes ses formes. Que de fois j'ai vu venir me consulter d'honnêtes pères de famille avec des écoulements abondants, et qui cependant n'avaient pas enfreint leur serment de fidélité. Et, en effet, l'examen microscopique du pus ne décelait pas la présence du gonocoque. Ces uréthrites évoluent généralement comme celles à gonocoques, mais elles guérissent mieux et plus rapidement. Elles ne provoquent pas d'accidents généraux la plupart du temps, mais elles ont sur la prostate des manifestations fâcheuses.

Il n'en est pas de même des uréthrites à gonocoques. Outre les accidents de la plus haute gravité auxquels est exposée par contagion la femme, on doit considérer l'uréthrite à gonocoques comme une maladie générale.

Le professeur Rendu et le Dr Julien ont prouvé par des observations probantes, irréfutables, la migration des gonocoques, non seulement sur les articulations, mais encore sur l'endocarde, tunique interne du cœur, et dans la substance du rein. J'ai vu moi-même mourir d'une endocardite infectieuse une jeune fille de 17 ans, dont l'autopsie a révélé le gonocoque dans l'endocarde. Le Dr Julien a constaté la présence du gonocoque dans le sang des individus en puissance de blennorrhagie. J'ai obtenu moi-même un résultat identique avec le sang d'un de mes blennorrhagiens qui faisait de l'infection générale et qui a guéri. On peut donc dire aujourd'hui que la vulgaire chaude-pisse n'est plus une infection locale, mais la détermination sur l'uréthre ou le vagin d'une infection généralisée.

ACCIDENTS DE LA BLENNORRHAGIE

AIGUE ET CHRONIQUE

SUR LA PROSTATE

LES accidents les plus fréquents de la Blennorrhagie ont lieu sur la prostate. Il y a bien longtemps que j'ai signalé ce fait. Je m'en suis occupé un des premiers en France. Mais comme dans notre pays tout ce qui n'est pas officiel est mis en doute, on n'y a pas attaché d'importance. Il a fallu que le professeur Frank, de Berlin, avec sa haute compétence, vienne traiter cette question au Congrès international de médecine de 1900, pour ouvrir enfin les yeux aux incrédules. Voici comment il s'exprime dans la séance du 29 août : « Les lésions blennorrhagiques de la prostate ne sont pas seulement la complication la plus fréquente de la blennorrhagie, mais elles s'établissent aussi bien dans un moment très avancé que dans les premiers huit jours de l'apparition de la maladie. Sur deux cent dix cas d'uréthrite postérieure, deux cent dix fois la prostate fut prise, c'est-à-dire 100 pour 100, et quatre-vingt-seize fois cette prostatite se déclara dans les huit jours au plus tôt.

« Par un traitement approprié de la blennorrhagie, on peut réduire beaucoup la propagation du processus blennorrhagique à la prostate.

« Dans six cent cinquante et un cas, deux cent dix fois, soit 33 un quart pour cent des cas, on a trouvé dans la sécrétion prostatique cent soixante-dix-neuf fois des gonocoques, vingt fois d'autres microbes, onze fois des leucocytes. »

Sous l'influence de la blennorrhagie, non seulement la *prostate* se congestionne, augmente de volume et devient dure, mais encore elle est infectée, soit par le gonocoque, soit par d'autres microbes aérobies ou anaérobies. L'infection se localise dans un nombre plus ou moins grand de glandules prostatiques dont les parois s'indurent et produisent au toucher une sensation très nette de nodules. De temps en temps, elles évacuent leur contenu spontanément dans la région prostatique, et de là dans la vessie où l'urine se trouble momentanément, et où il se forme des filaments plus ou moins gros que l'on retrouve à la première miction. Il arrive souvent aussi que sous l'influence des efforts de la défécation, il se fait une sortie de liquide prostatique. Enfin la goutte prostatique du matin ou le suintement prostatique du jour s'établissent et désespèrent par leur ténacité le malade et le médecin. Je dois dire qu'aujourd'hui, avec le traitement organo-thérapique, les lavages sous pression de la prostate, l'Electrolyse olivaire, jointe à la faradisation pubienne, j'arrive à la guérison en quelques mois. Dans ces derniers temps j'ai soigné un très grand nombre de gouttes prostatiques avec suintement et filaments, et je n'ai pas eu d'insuccès. Comme on le voit, avant de soigner un écoulement quelconque et en particulier une *goutte*, on doit en faire l'analyse microscopique et le diagnostic précis.

Il est important de savoir si l'on a à faire soit à un écoulement à gonocoques, ou sans gonocoques, ou à une goutte prostatique uréthrale. Il est bien entendu que ce chapitre ne concerne pas l'hypertrophie prostatique des hommes âgés, et qu'il se rapporte entièrement aux accidents prostatiques d'origine blennorrhagique.

RÉVENDICATION DÈ PRIORITÉ

dans le Traitement de l'Hypertrophie de la Prostate par la Galvanisation

---

E suis l'inventeur et le propagateur infatigable de *l'électrolyse en masse de la prostate*. J'ai dû, pour sauvegarder mes droits de priorité, protester en écrivant la lettre suivante à MM. les Drs G. Gautier et J. Larat, directeurs de la *Recue Internationale d'Electrothérapie*, le meilleur et le plus répandu des journaux d'électricité médicale. Cette lettre a été insérée dans le numéro d'août et septembre 1896 de ladite revue, et M. le Dr Gautier m'a même écrit à ce sujet un petit mot dans lequel il me dit que, non seulement il a inséré ma lettre avec plaisir, mais aussi « par devoir ». Je donne cette lettre ci-dessous dans son intégralité et j'engage vivement les intéressés à en prendre connaissance, car mon opération *primitive* d'électrolyse en masse de la prostate y est décrite avec le plus grand soin. Ils se rendront ainsi compte des profondes modifications que je lui ai fait subir, en la comparant avec ma nouvelle méthode (page 72).

Quand un chirurgien est doublé d'un observateur sérieux, il arrive bien vite à améliorer ses procédés d'intervention. On se perfectionne toujours par l'étude, le temps et l'expérience.

Paris, le 9 septembre 1896.

A Messieurs les Docteurs G. Gautier et J. Larat, directeurs de la Revue Internationale d'Electrothérapie.

Très honorés confrères,

Je lis seulement aujourd'hui, dans votre excellente *Recue Internationale d'Electrothérapie*, à la page 373 des n⁰ˢ 11 et 12, un article tiré de la *Sémaine Médicale* et intitulé : « Du Traitement galvanique de l'hypertrophie de la prostate. » La première phrase de cet article est ainsi conçue : « L'Electricité faradique a déjà été employée dans le traitement de l'hypertrophie de la prostate (Tripier), mais il ne paraît pas en avoir été de même pour la galvanisation, dont M. le docteur R. Minervi vient de se servir, d'ailleurs, avec un grand succès, chez un prostatique du service de M. le docteur F. Folinéa, chirurgien de l'hôpital des incurables de Naples.

Je crois de mon devoir et je dirais surtout de mon droit de revendiquer la priorité de l'application de la galvanisation au traitement de l'hypertrophie de la prostate. En effet, en novembre 1894, je publiais dans le premier numéro de ma petite *Revue d'Electrolyse chirurgicale* l'entrefilet suivant, à la page 10 :

Maladies de la Prostate

« Je viens de faire construire un nouvel appareil pour l'*Electrolyse* de la prostate dans les cas d'hypertrophie. Je m'en suis déjà servi dans deux cas différents, et j'en ai obtenu les meilleurs résultats. Plus tard, lorsque j'aurai rassemblé un nombre suffisant d'observations, je décrirai mon procédé et ferai connaître mon instrument dans ma *Revue d'Electrolyse chirurgicale.* » Au mois d'août 1895, n'ayant pas encore recueilli un nombre suffisant d'observations, et celles que j'avais n'ayant pas encore assez de durée pour conclure, je reproduisais la même note dans une brochure au corps médical. Le mois suivant, dans une conférence faite à la Société « l'Alliance médicale de France et Syndicat », j'exposais, sous le nom d'Electrolyse en masse de la prostate, mon procédé de galvanisation de la prostate dans le cas d'hypertrophie. Au mois de décembre suivant. j'exposais encore mon procédé de galvanisation prostatique à la fin d'une conférence faite par moi sur le traitement des rétrécissements de l'urèthre, par l'Electrolyse linéaire, à la Société « l'Union scientifique et Syndicat des médecins-pharmaciens français ». Quelques jours après, je publiais dans une brochure la phrase suivante : « J'ai fait construire un électrolyseur de la prostate qui me donne tous les jours les meilleurs résultats. » Enfin, dans son assemblée générale de juillet 1896, l'Alliance médicale de France attribuait sa médaille d'or de l'année à mon mémoire sur le traitement des maladies du canal de l'urèthre, de la prostate et de la vessie par l'Electrolyse chirurgicale, mémoire actuellement à l'impression chez M. Schiffer, 56, passage du Caire. Dans ce mémoire, je relate plusieurs observations de guérisons d'hypertrophie prostatique par la galvanisation. *Mon instrument consiste* en un tube en celluloïde coudé à angle obtus et parcouru par une tige métallique. Une demi-virole de platine ou d'argent est mise en communication avec la tige métallique au moyen d'un trou percé à la partie supérieure du tube. Mes premiers essais ont été tentés avec cet instrument que j'ai conservé tel quel, et une sonde métallique uréthrale à grande courbure enduite à chaque séance, sur toute son étendue, excepté à la partie qui doit être en contact avec la région prostatique de l'urèthre, de vernis à la gomme laque. — Je remplace actuellement la sonde par un petit cylindre de cuivre rouge électrolytique monté sur une tige métallique très souple, recouverte d'une sonde fine et terminée par une borne. — Le pôle positif est mis en contact avec l'électrolyseur prostatique et le négatif avec la sonde uréthrale ou le petit cylindre de cuivre rouge indiqué ci-dessus. La moyenne des séances pour chaque prostatique a été de 10, et plusieurs ont été guéris par 5 ou 6. La durée de chaque séance n'a pas excédé un quart d'heure, et je n'ai jamais dépassé 50 milliampères, sachant par expérience que l'urèthre supporte mal des courants plus élevés sans saigner beaucoup. A chaque séance, le courant a été renversé deux fois, ramenant la manette à zéro à chaque renversement. Depuis le mois de juin 1891, j'ai traité par la galvanisation, au moyen de mon électrolyseur, 43 prostatiques. Sur ce nombre, 11 ont cessé de venir me voir après 2 ou 3 séances; 32 ont continué le traitement, 23 ont été absolument guéris et ont vu disparaître tous leurs accidents urinaires, y compris leur constipation, et cependant jamais, dans aucun de ces cas, la prostate n'est revenue *ad integrum*. Je n'ai obtenu aucun résultat chez les 9 autres et j'ai dû pratiquer la section bi-latérale des canaux déférents. Toutes mes galvanisations de la prostate ont été faites en présence de M. le Dr Saison, de Paris, et plusieurs d'entre elles sous les yeux du Dr Cortot, de Paris. En somme, on peut conclure que la galvanisation de la prostate constitue un excellent moyen pour guérir les troubles urinaires des prostatiques, moyen qui peut réussir et réussit dans bien des cas, et que, quand elle a échoué, il ne reste plus à tenter que la section des canaux déférents.

Je vous serais bien obligé, honorés confrères, de publier ma lettre dans votre plus prochain numéro. Veuillez agréer, je vous prie, l'hommage de mes sentiments confraternels.

Docteur E. BAZÉNERIE.

Comme je le dis dans cette lettre, je n'avais obtenu par l'électrolyse en masse que j'y décris aucun résultat chez neuf prostatiques, et je me demandais pourquoi? Je puis répondre aujourd'hui, et affirmer que ces insuccès étaient imputables à cette méthode de début, car, depuis que je l'ai perfectionnée, ces faits ne se sont plus reproduits. J'ai même pu, sur les neuf prostatiques ci-dessus, en retrouver sept que j'ai mis, par ma nouvelle méthode, en parfait état. Je me crois donc autorisé à dire aujourd'hui que l'exception de non réussite est réduite à si peu de chose, que je suis en droit de la considérer comme une quantité presque négligeable.

DE L'ELECTROLYSE
CHIRURGICALE

L'*Electrolyse* est une des formes de l'Electricité appliquée à la Chirurgie. Elle consiste à détruire, en les décomposant par le courant électrique, les liquides et les tissus morbides de l'organisme.

Faraday la découvrit au commencement de ce siècle, en décomposant de l'eau, dans laquelle il avait placé les deux pôles d'une pile en action. Il constata que l'hydrogène se portait au pôle négatif et l'oxygène au pôle positif. Ayant décomposé aussi une dissolution de sels dans de l'eau par le même procédé, il vit que l'hydrogène et les éléments basiques métalliques se portaient au pôle négatif, tandis que l'oxygène et les éléments acides se rendaient au pôle positif.

Davy, en 1807, répéta les expériences de Faraday et les confirma.

Bailly, médecin français, traita par l'électrolyse, en 1825, le liquide de l'ascite et en obtint la résorption.

Le Dr Fabré, de 1828 à 1832, guérit plusieurs hydrocèles par l'électrolyse.

Les Drs Tissier, de Récamier, Blandin, Roux, utilisèrent, de 1840 à 1846, l'électrolyse avec succès dans des cas analogues.

Ce fut un peu plus tard, vers 1850, que des essais sur la décomposition des tissus organiques par l'électrolyse furent tentés et fixèrent l'attention du monde savant.

En 1852, Leroy d'Etiolles publiait son mémoire sur l'*Electricité dans le traitement des rétrécissements de l'Urèthre*.

La question en était à ce point, lorsque Ciniselli, de Crémone, publia en 1862 ses remarquables travaux sur l'électrolyse, intitulés : *De l'action chimique de l'électricité sur les tissus vivants et de ses applications à la thé-*

rapeutique. Depuis cette époque, la plupart des chirurgiens se livrèrent à l'étude de l'*Electrolyse* et généralisèrent ses applications à la pratique chirurgicale. Mais c'est Ciniselli, de Crémone, qui lui fit faire les plus beaux progrès et c'est à lui que revient l'honneur d'en avoir fixé les lois. En effet, ce savant démontra, d'une façon irréfutable, que les bases combinées aux acides à l'état de sels dans les tissus organiques se portaient au pôle négatif, pendant que les acides se portaient au pôle positif, et que, dans l'action électrolytique, le pôle positif produisait par conséquent une escharre *acide, dure, rétractile;* et le pôle négatif, au contraire, une escharre *molle, alcaline,* non *rétractile.*

Il démontra en outre que l'Electrolyse se faisait sans élévation de température et que les deux pôles restaient froids pendant la durée de l'action électrolytique. Voilà pourquoi les opérations faites par l'Electrolyse ne sont pas douloureuses.

Il est hors de doute que l'on peut décomposer et détruire des tissus pathologiques avec l'Electrolyse. Il est facile du reste de se rendre compte de ces faits par l'expérience suivante : on prend un morceau de viande que l'on place sur une plaque en étain mouillée d'eau salée, reliée à l'un des pôles d'une pile à courant continu, et l'on fait agir l'autre pôle sur la viande. On met alors la pile en action et l'on voit le galvanomètre donner un nombre de milliampères en rapport avec la quantité d'éléments employés. Puis après quelques minutes de contact, on peut constater sur le morceau de viande, une destruction du tissu aux endroits électrolysés.

En présence de ces faits, il est aisé de se rendre compte de la *supériorité* de l'Electrolyse sur la méthode par les instruments tranchants. Mais, pour l'employer, il faut la connaître à fond et posséder tous les instruments électriques nécessaires à ses multiples applications. Voici du reste ce qu'en dit le Dr Guyon, professeur à la Faculté de Médecine de Paris, dans ses *Eléments de Chirurgie clinique :* « Il faut reconnaître, d'ailleurs, que, malgré les travaux remarquables et les applications de détail faites par plusieurs chirurgiens, la galvano-caustique et l'Electrolyse ne sont employées qu'exceptionnellement, à cause du maniement d'appareils coûteux et encombrants, de la difficulté de se passer d'aides spéciaux... Il faut néanmoins déclarer que cette méthode constitue des ressources précieuses et qu'elle offre des avantages dont le chirurgien ne saurait négliger l'utilisation dans bien des cas spéciaux. »

Les objections ci-dessus du Dr Guyon prouvent jusqu'à l'évidence que l'*Electrolyse chirurgicale* est un bon moyen, mais que, pour la pratiquer, il faut être *spécialiste*, c'est-à-dire bien connaître la question et être pourvu des instruments électriques les plus parfaits. Il faut reconnaître alors les services étendus que peut rendre à l'humanité le *spécialiste*, qui a passé plus de dix années de sa vie à s'instruire dans une branche de la science, comme l'Electrolyse, et qui n'a reculé devant aucun sacrifice pour la mettre en pratique. En faisant l'histoire succincte de l'*Electrolyse chirurgicale* en elle-même, j'ai pensé être utile particulièrement aux rétrécis hésitants, aux sceptiques, qui souvent ne croient pas, et qui s'exposent à la mort, en acceptant des opérations avec des instruments tranchants même maniés par les plus habiles chirurgiens. A propos du traitement des rétrécissements de l'urèthre, j'ai expliqué ce qu'était l'Electrolyse linéaire, je n'y reviendrai pas, si n'est pour dire que, depuis plusieurs années, j'ai profondément modifié l'Electrolyseur uréthral, et qu'à l'heure actuelle, je possède un instrument parfait qui ne subira plus aucune modification. Ce qui prouve, du reste, la valeur de la méthode, c'est qu'un certain nombre de médecins, qui ont assisté à mes opérations de rétrécissement de l'urèthre par l'Electrolyse linéaire, l'emploient aujourd'hui. Mais on conviendra qu'il ne suffit pas d'avoir vu faire une opération seulement une fois, pour savoir. Il existe un tour de main, qui ne s'apprend que par la grande pratique. Il faut aussi admirablement connaître son courant électrique, de façon à ne donner que juste ce qu'il faut d'électricité. Il suffit de prévenir de ces faits les malades, pour qu'ils ne donnent leur confiance qu'à bon escient.

DE L'ÉLECTRICITÉ EN GÉNÉRAL

Dans ses applications à la médecine

QU'EST-CE que l'*Electricité?* Toutes les définitions données jusqu'à ce jour par les savants sont incomplètes. Il est plus simple de dire avec lord Kelvin et M. Mascart, membre de l'Institut, que de l'*Electricité*, nous ne connaissons guère que les *apparences* et les *effets*; les origines nous échappent et à plus forte raison son essence intime. Le dix-neuvième siècle aura vu l'*Electricité* grandir de toutes pièces sous ses formes pratiques, industrielles et médicales, et quelles que puissent être les merveilles dont les générations futures seront témoins, il est permis de dire qu'il aura mérité de s'appeler le *siècle de l'Electricité.*

« Il y a trente ans, en effet, à part la *télégraphie*, la
« *galvanoplastie* et quelques tentatives timides et gros-
« sières — d'un éclairage de luxe, — l'Electricité n'était
« guère encore, aux yeux des foules profanes, qu'un jeu de
« foire, une diablerie de laboratoire. A l'heure actuelle, en
« revanche, elle a envahi l'industrie au point d'apparaître
« comme l'instrument indispensable, partout on a la sagesse
« de solliciter son concours. Elle a révolutionné, non-seu-
« lement les traditions et les conditions du travail, mais
« les mœurs publiques et privées, les habitudes sociales,
« l'art lui-même, toutes nos façons de vivre et jusqu'à
« nos façons de penser. » (Emile Gautier.)

Aujourd'hui, dans nos grandes villes, le fluide électrique n'est-il pas distribué partout à domicile, comme le gaz et l'eau. Il circule de tout coté, sous nos pieds, sur nos têtes, sur nos maisons, pour nous donner la lumière électrique, transporter notre voix téléphonée, faire mouvoir nos tramways et enfin à la cuisine pour faire bouillir notre eau et rôtir nos côtelettes. N'est-ce pas à l'électricité que l'on doit encore, dans ces derniers temps, la photographie de l'invisible qui a rendu de si grands services dans le diagnostic des maladies.

Eh bien ! s'il n'est pas possible de douter de tous ces faits, puisqu'ils sont visibles, tangibles, il n'est pas davantage possible, non plus, d'émettre le plus petit doute sur l'action de l'électricité appliquée à l'art de guérir. Si les progrès réalisés par le fluide électrique dans les arts et l'industrie sont immenses, prodigieux, ils ne sont pas moins grands en médecine.

Duchêne, de Boulogne (1806-1875), dont la statue vient d'être inaugurée (27 juin 1897) par le gouvernement lui-même, grâce à son génie d'observation, a fait faire à l'électricité médicale — Electrothérapie — des progrès considérables. « L'œuvre qu'il a laissée est une des plus « grandes de cette époque. Sans titre officiel, abandonné « à ses propres ressources, en lutte pendant longtemps « contre des préventions de toute espèce, Duchêne, jus- « qu'aux derniers jours de sa vie, a enrichi la science de « découvertes importantes. Il a pour ainsi dire ouvert « une ère nouvelle à l'étude des affections nerveuses et « musculaires, et nul mieux que lui n'a montré toutes les « ressources que l'on peut tirer de l'emploi de l'électricité « en médecine. » (Onimus.)

La vie de Duchêne a justifié l'exactitude de cette pensée de Victor Hugo, qu'il faut être mort pour avoir raison.

Ses élèves et ses imitateurs généralisèrent sa méthode. De toute part on se livra avec ardeur à l'étude de l'électricité sous toutes ses formes, statique, faradique, galvanique, etc., et les résultats obtenus par les Tripier, Vigouroux, Boudet, Onimus, Apostoli, d'Arsonval, Gautier et Larat furent merveilleux.

Malgré les remarquables travaux de cette pléiade de savants, un certain discrédit continue cependant d'exister sur l'Electricité médicale. Tous les jours, j'entends des malades me répéter qu'on leur a dit : « Vous vous faites soigner par l'Electricité. Vous y croyez donc ? Moi, je n'y crois pas ! » Pourquoi donc ne croyez-vous pas à la puissance de l'action électrique en médecine et aux cures extraordinaires obtenues avec l'électricité, quand vous croyez à ses résultats industriels, au télégraphe, au téléphone, à la lumière électrique, à la photographie de l'invisible, etc., etc ? Les causes de ce discrédit, les causes de cette défiance malheureuse pour ceux qui souffrent, ne sont pas difficiles à trouver, mais pour que l'on ne puisse pas m'ac-

cuser — *d'exagérations,* — je vais les mettre sous les yeux
du lecteur sous formes de citations puisées aux meilleures
sources et extraites des auteurs les plus recommandables
par leurs titres et leurs travaux en électricité. Le premier
ennemi de l'Electricité médicale serait le médecin lui-
même dont les connaissances en Electrothérapie seraient,
la plupart du temps, presque nulles. Voici, du reste, ce que
dit sur cette question M. C. Chardin, ingénieur-électricien,
dans son *Précis d'Electricité médicale.*

« L'Electricité médicale est loin d'être aussi répandue
« que pourraient le faire croire les succès éclatants dont
« elle s'est enrichie pendant ces dernières années.
« Cela tient, suivant nous :
« 1° A l'éducation même du médecin :
« 2° A l'indifférence raisonnée des chefs ;
« 3° Aux genres d'ouvrages qui s'offrent à l'esprit des
« intéressés.
« Il est inutile de s'étendre sur l'éducation électrique
« actuelle ; au dire de tous, mieux vaudrait presque ne
« rien savoir que de retenir les incomplètes théories qui
« sont élaborées pendant les études du médecin.
« Les chefs de nos services hospitaliers (à quelques ex-
« ceptions près) se rappelant, sans doute, leurs années
« d'études où ces applications étaient considérées comme
« des passe-temps sans conséquence, ferment l'oreille
« aux éclatantes prouesses de cet agent, qui paraît être le
« maître de l'avenir scientifique. Quant aux ouvrages
« actuellement connus, ils émanent presque tous d'au-
« teurs qui ont donné dans ce travers, d'être trop trans-
« cendants, trop techniques, trop mathématiques ; ou, ce
« qui est parfois plus décourageant encore, trop exclusifs
« ou sceptiques ; les uns n'attribuent d'effets heureux qu'à
« la franklinisation, d'autres à la galvanisation, à la fara-
« disation. Aussi égare-t-on l'opinion des praticiens.
« Et alors, les nécessités journalières l'emportant sur une
« conviction à peine assise, le médecin néglige l'électri-
« cité, l'oublie, arrive à la *déconseiller* même, parce qu'il
« ne peut se mettre dans le cas désagréable d'être obligé
« d'appliquer un remède dont il ne *connaît* ni la théorie,
« ni la pratique. »

Tout ce que M. Chardin exprime dans les phrases ci-dessus est incontestable ; mais ce qu'il omet de dire, c'est
que pour se livrer à la pratique de l'Electrothérapie,
il faut posséder tous les appareils nécessaires, et que la

plupart des médecins, d'après le Dr Pinel, n'en possèdent qu'un seul.

Voici, du reste, à ce sujet, l'opinion émise par cet auteur, il y a quelques années.

« L'Électrothéraphie ne peut être une science exacte
« qu'à la condition expresse d'être employée rationnelle-
« ment. Un médecin qui ne possède qu'un seul appareil,
« avec lequel il traite indifféremment n'importe quel
« organe, emploie trop d'électricité ou pas assez. Or,
« l'excès en électricité est un défaut, qu'il soit en moins
« ou en plus. Le but n'est pas atteint ou bien il se trouve
« dépassé. N'est-ce pas cela qui faisait dire à certains mé-
« decins que l'Électrothérapie était une lame à deux
« tranchants? Sans doute la leur était ainsi. Elle avait
« guéri l'un et laissé mourir l'autre. Le raisonnement se
« basait sur la pratique. Et la pratique ne peut être par-
« faite qu'avec des appareils parfaits et non avec des *à*
« *peu près*, des *en tout cas*, comme ceux qui *armaient*
« et ARMENT encore les mains de certains praticiens dont
« nous sommes, chaque jour, appelés à constater ou à ré-
« parer les erreurs. »

D'un autre côté, j'ajouterais à ces causes de discrédit de l'électricité, qu'elle a subi, et subit tous les jours, l'envahissement de guérisseurs non diplômés, et l'âpreté aux gains de certains professionnels qui, groupés en société, exploitent audacieusement cette branche de l'art de guérir, en se faisant négociants d'appareils électriques plus ou moins compliqués, dont le malade ne peut, le plus souvent, se servir, ce qui le désoriente et le dégoûte de l'Électrothérapie. Il est souvent bien difficile de dissi-per ensuite chez les malades les préventions et la défiance nées sous l'empire des causes que j'ai exposées. Ils prennent l'effet pour la cause, et font rejaillir sur l'Électrothéra-pie les fautes commises par l'éducation ou la conduite des hommes.

Quoiqu'il en soit, on est en droit de dire avec Oni-mus « que l'électricité n'est plus, comme tant d'autres
« remèdes, une médication d'engouement ou d'essai;
« on peut affirmer qu'elle a passé cette période critique
« et que dorénavant son emploi se vulgarisera... Il
« est démontré que plusieurs affections ne sont gué-
« rissables que par l'emploi des courants électriques;
« pour d'autres, l'électricité, sans être aussi indispensa-
« ble, hâte singulièrement la guérison; enfin, l'état de

« beaucoup de maladies incurables est relativement amé-
« lioré par ce traitement. On peut dire que pèu d'a-
« gents thérapeutiques ont à leur actif autant de titres
« et une valeur aussi incontestable. »

En présence de tous ces faits, on peut conclure que le
doute sur la guérison de beaucoup de maladies par l'é:
lectricité n'est plus permis qu'aux ignorants.

TABLE DES MATIÈRES

TROYES. — IMPRIMERIE MARTELET

9 782016 132104